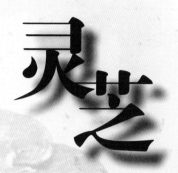

灵芝

| 纵 | 横 | 谈 |

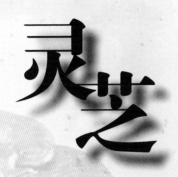

灵芝

｜纵｜横｜谈｜

林志彬　编著

北京大学医学出版社

LINGZHI ZONGHENGTAN

图书在版编目（CIP）数据

灵芝纵横谈/林志彬编著. —北京：
北京大学医学出版社，2016.8（2019.7 重印）
ISBN 978-7-5659-1426-3

Ⅰ. ①灵… Ⅱ. ①林… Ⅲ. ①灵芝—基本知识
Ⅳ. ①R282.71

中国版本图书馆 CIP 数据核字（2016）第 172144 号

灵芝纵横谈

编　　著：林志彬
出版发行：北京大学医学出版社
地　　址：(100191) 北京市海淀区学院路 38 号　北京大学医学部院内
电　　话：发行部 010-82802230；图书邮购 010-82802495
网　　址：http://www.pumpress.com.cn
E - mail：booksale@bjmu.edu.cn
印　　刷：北京信彩瑞禾印刷厂
经　　销：新华书店
责任编辑：高　瑾　武翔靓　　责任校对：金彤文　　责任印制：李　啸
开　　本：787mm×1092mm　1/16　印张：13　字数：164 千字
版　　次：2016 年 8 月第 1 版　2019 年 7 月第 2 次印刷
书　　号：ISBN 978-7-5659-1426-3
定　　价：55.00 元
版权所有，违者必究
（凡属质量问题请与本社发行部联系退换）

灵芝科学普及佳作 书贺

志彬教授新著出版

陈可冀 二〇一六年北京 题

序言

　　林志彬教授，为现代灵芝科研之先驱，治学严谨、著作等身，痴迷于研究灵芝 50 年，立论卓越，成果丰硕，已发表灵芝研究论文逾百篇。针对灵芝有效成分之调节免疫、护肝、调节血糖、抗肿瘤、抗衰老等作用的机制所做出的阐释，当代无人能出其右。

　　1998 年 7 月 1 日创刊的《健康灵芝》杂志，是独树一帜的以灵芝为主题的专业季刊，内容有历史文化、科学技术、产业发展、见证分享等栏目，是灵芝研究者与知识追寻者互动的交流平台，成为灵芝知识科普教育的重要资源。本人虽忝为杂志总编辑，却对如何将浩瀚的灵芝知识普及大众，感到如履薄冰、如临深渊，深知必须要有深入浅出、均衡正确的信息来源。林教授秉持作育英才的胸怀，自 2000 年开始为本刊撰写系列专栏文章，该专栏已经成为本刊的亮点并且切实提升了学术含金量。林教授以科学的论述方式，破除关于灵芝迷信的传说，阐明灵芝"扶正固本"的作用机制，让广大的消费者能正确认识灵芝、合理应用灵芝。

　　欣闻林教授要将这些专栏文章精选、重新润饰后，编辑成《灵芝纵横谈》

一书，让更多的"灵芝粉丝"分享灵芝的知识和科研的成果。我祝愿《灵芝纵横谈》在中国大陆出版后，能够广为传颂，销售长红！

台湾大学生命科学院生化科技学系兼任教授

《健康灵芝》杂志总编辑

"灵芝新闻网"创办人

许瑞祥　谨志

2016 年 5 月 17 日

前言

2000 年，我为创刊不久的《健康灵芝》杂志第七期撰写了《灵芝的抗肿瘤作用机制》一文，随后，又断断续续地写了一些有关灵芝的文章。从 2003 年开始，我应邀为该刊的"学者专栏"撰稿，成为"专栏作家"。这十余年来，几乎每期都要写一点东西，主要是在自己研究工作的基础上，结合古今中外文献，深入浅出地介绍灵芝知识，包括灵芝及其产品认知的常

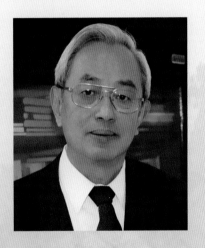

识，灵芝及其有效成分的药理作用，如何合理应用灵芝及评价其疗效，中西医结合研究灵芝的经历和体会，科研故事等。就这样，已写了 30 余篇专栏文章。

《健康灵芝》杂志是在中国台湾出版的，该刊以灵芝为主题，着眼于科普，也报道灵芝研究的新进展，很受当地读者欢迎，而流通上的局限，使得中国大陆的读者甚少接触到此刊。这促使我把自己的这些专栏文章编辑成书，以期与更多的"灵芝粉丝"分享灵芝的知识和科研的成果，帮助他们合理应

用灵芝防病治病。

由于这些文章撰写的时间跨越十余年，涉及面比较广，个别文章还有重复，故我从中挑选 27 篇编入《灵芝纵横谈》书中。书中文章的编排并未以发表时间为序，而是将相近的内容编排在一起，使之系统性强，便于读者深入阅读。

文章内容方面，在维持原文章的风格基础上，做了一些修改、补充。另外，还将原文章的繁体字转换为简体字，将海峡两岸中文专业名词的不同表达，按国家医药专业图书出版的规定进行统一。

我研究灵芝 40 余年，目的是用现代科学理论和技术诠释中医药古籍对灵芝的"扶正固本"治则的论述，并以此来指导灵芝防病治病的应用。本书收载的文章看似各成一体，但均体现了灵芝"以人为本，调节人体平衡"和"扶正固本"的科研思路。因此，在临床应用方面，我更看重灵芝的预防保健和辅助治疗疾病作用。这并非低估灵芝的药用价值，实际上，预防保健与辅助治疗正是灵芝的优势，书中的许多内容对此均有阐述。

在《灵芝纵横谈》即将出版之际，我衷心感谢：《健康灵芝》杂志主办方支持我将专栏文章整理汇编成书；"灵芝新闻网"同意我使用有关图片；北京大学医学出版社大力支持此书出版；台湾大学许瑞祥教授为本书撰写序言；中国科学院资深院士陈可冀教授为本书题词。

谨将此书献给我的研究团队和合作伙伴、灵芝学术界和产业界的朋友，以及广大的"灵芝粉丝"，盼灵芝给大家带来健康、吉祥！

林志彬

2016 年初夏于北京大学医学部

目录

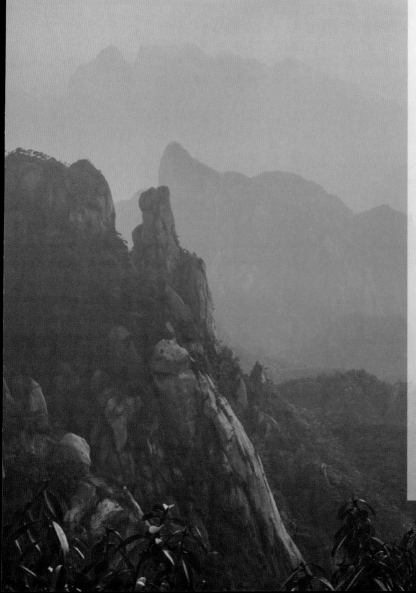

1

概述灵芝

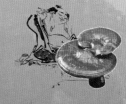

灵芝（*Ganoderma lucidum*）是担子菌纲多孔菌目灵芝科灵芝属真菌，根据它的生长特点，可大致分成子实体、菌丝体和孢子三个部分。在自然环境下，灵芝子实体成熟以后弹射孢子，孢子飘散四处之后，只有极少数孢子能够遇到适合其生长的环境，然后再发芽形成菌丝体，最后再形成新的子实体。目前，人工栽培灵芝采用无性繁殖的技术，将灵芝菌丝接种到段木或培养基上，最后其生长成子实体（图1-1）。

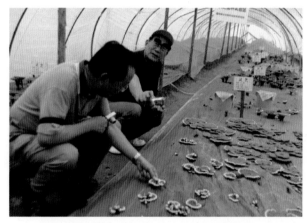

图 1-1　2002年，作者（左）在福建考察灵芝栽培试验基地时，与福建农林大学林树钱研究员讨论工作

唯灵芝子实体是法定中药材

作为药物或保健食品，灵芝的这三个部分都有用。但是，只有灵芝〔赤芝，*Ganoderma lucidum*（Leyss ex Fr.）Karst 和紫芝，*Ganoderma Sinense* Zhao, Xu et Zhang〕的子实体，从2000年开始被历年出版的《中华人民共和国药典》（一部）收录而成为法定中药材（图1-2和图1-3）。

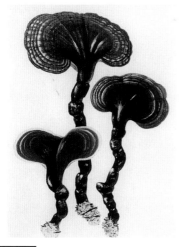

图 1-2　赤芝（本图摘选自"灵芝新闻网"，卯晓岚绘）

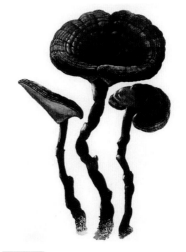

图 1-3　紫芝（本图摘选自"灵芝新闻网"，卯晓岚绘）

目前的灵芝产品有药品和保健品。多用灵芝子实体提取物、孢子粉（破壁或未破壁）或菌丝粉做成制剂（有胶囊、片剂、颗粒剂、粉剂、口服液等多种形式）应用。

关于灵芝产品的宣传各种各样，我经常接到电话询问。在电话中，很多消费者误以为灵芝孢子粉就是灵芝，对此我只好一次又一次地解释道："你们搞错了，灵芝是指它的子实体，灵芝的孢子粉不等于灵芝"。

我主要研究灵芝子实体经过化学提取而得到的有效成分，兼顾研究从灵芝孢子粉中提取的有效成分。两者的有效成分有些相同，有些则不同。如灵芝子实体提取的有效成分中灵芝多糖含量较高，此外还有一定含量的三萜类、甾醇类等；而灵芝孢子粉也含有多糖，但三萜类含量非常低。可以说，现在一些夸大灵芝孢子粉或孢子油三萜含量的商业宣传缺乏科学根据。

古籍对灵芝的诠释

上药

灵芝最早被收载于东汉时期问世的《神农本草经》中。《神农本草经》记载365种中药,分上、中、下三品。该书卷一《上经》指出:"上药一百二十种为君,主养命以应天,无毒,多服、久服不伤人,欲轻身益气、不老延年者,本上经"。就是说这120种药在中药复方中可作为君药(即主药),毒性低,可长期服用,以强身健体、益寿延年。赤芝、青芝、黄芝,白芝、黑芝和紫芝均为上药。

多服久服不伤人,益气轻身

灵芝"无毒,多服久服不伤人",这个"无毒"的概念现在看是不准确的,任何一种药都不可能一点不良反应都没有。不过,现代临床研究确实证明,灵芝很少引起不良反应,是"多服久服不伤人"。"益气""轻身",要想身体好、抵抗力强、长寿,应该用上药。上药是现在中药里面主要的且最常用的,都有增强人体抵抗力的作用,比如人参、党参、黄芪等。

赤芝最常被使用

根据中医"五色入五脏"的理论,即红色入心、黄色入胃、白色入肺、黑色入肾、青色入肝,《神农本草经》把灵芝分为五种,第一种是红色的赤芝,其"入心脏",主要是"益心气,补中、增智慧,不忘,久服轻身不老,延年神仙"。古代所谓"神仙",实际上就是指健康长寿的老人。

赤芝(*Ganoderma lucidum*)就是现在中药材中被用得最多的灵芝。另外,青芝可以补肝气,白芝补肺,黄芝健胃,黑芝补肾等。五芝以外还有紫芝,它主要是"通利关节""益精气"。现在,《中华人民共和国药典》法定用作药材的灵芝只有两种:一种是赤芝,另一种是紫芝。

灵芝在欧美也普遍受重视

灵芝目前不仅在中国比较有名,在世界上也都有一定的影响。2000年美国出版的《美国草药药典与治疗概要》(简称"草药药典"),收载了灵芝。此书并非美国药典(USP),而是由民间组织出版的图书。我还应邀担任此书灵芝部分的终审人,并提供了许多补充、修改意见。此书的出版表明灵芝的现代研究、开发与应用已受到美国医药学界的重视,该系列专著迄今仅收载10种中药或天然药物。可喜的是,美国药典委员会在2014年制定了灵芝子实体的质量标准。

此外,美国市场上确实有很多灵芝产品,多来自中国、日本。许多是采用从中国进口的灵芝或其提取物作为原料,加工成产品,虽然包装很讲究,但质量并不一定都很好。有的甚至只是把灵芝子实体磨成粉末,装在胶囊里面,这种东西很不好消化、吸收,不应提倡推广。

唯有科学地研究，才能正确地评价

懂得怎样科学地研究灵芝、合理地应用灵芝、正确地评价灵芝，是非常重要的！

研究证明，灵芝含有很多的有效成分，比如多糖类、三萜类、甾醇类、核苷类、嘌呤类等。我们实验室从 1971 年便开始灵芝的药理研究，到现在已经开展了超过 30 年。研究证明，灵芝具有广泛的药理作用，包括增强免疫、抗肿瘤、抗放射治疗（简称放疗）或化学治疗（简称化疗）损伤、镇静、强心、抗心肌缺血、抑制动脉粥样硬化斑块的形成、调节血脂、降低血糖、抗过敏和止喘、保肝、抗氧化和清除自由基、抗衰老等。

为什么灵芝具有这么广泛的药理作用？这可能与它含有不同的活性成分，作用各异或同一成分作用于不同靶点有关；也可能与其对人体的稳态调节作用有关。

（原载:《健康灵芝》2003 年，第 22 期 12 ～ 13 页）

2

灵芝医药研究之我见

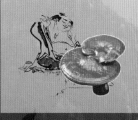

目前，灵芝的研究与产品开发是学者和业界关注的焦点，有大量的研究论文在学术期刊中刊出，大量灵芝类药品或保健品在市场上销售。

据笔者截至 2008 年 5 月底的不完全统计，以"灵芝＋篇名"为检索词，1979—2008 年中国知网（CNKI）中国期刊全文数据库收录农业、医药期刊的灵芝研究论文有 2299 篇；以相应英文词检索，1976—2008 年美国国家医学图书馆 PubMed 数据库收录医药、生物技术期刊的灵芝研究论文有 593 篇。

在上述两项统计中，近十年发表的论文均占半数以上，这反映研究者对灵芝的兴趣日益增加，灵芝的研究在深入，并在医药保健领域得到广泛应用。然而，灵芝的医药学研究方面仍有一些问题值得重视。

（注：截至 2016 年 4 月，上述两个网站收载的灵芝研究论文分别增至 5175 篇和 1628 篇）

单纯的化学成分研究多于有效成分的研究

在灵芝的植物化学研究方面，已对其多糖（肽）类、三萜类、固醇类、腺苷类等成分进行了大量研究。主要问题是单纯的化学成分研究多于有效成分的研究，其中又以三萜类化合物最为突出，已确定结构的 150 多个三萜类化合物中，仅有少数作了活性研究，而且多为简单的体外活性试验，几乎很少进行动物药理实验研究。

这可能与三萜类化合物提取率甚低、无足够样品供药理实验有关。其实可采用灵芝的总三萜进行药理实验，我们发现灵芝总三萜及其组分（指非单一化合物）对分别由四氯化碳、D-氨基半乳糖苷及卡介苗联合脂多糖引起肝损伤的小鼠有明显的保肝作用，从而证明三萜类是灵芝保肝作用的有效成分。

临床试验或人体功能试验的论文太少

在灵芝的药理研究中，许多是采用体外给药的细胞分子生物学方法。这种方法能够反映药物在体外对细胞、分子的作用，可用于筛选新药，对于研究已被证明有效的药物的作用机制也是有意义的。但好比药物仅作用于一堆细胞，而非作用于完整机体，所得结果不能说明灵芝对于生命机体的整体调节作用。

此外，一些试验样品是市售的灵芝粗提取物或孢子粉，它们通过改变细胞培养液的理化性质而影响试验结果，造成"假阳性"或"假阴性"结果。如加以推广，势必误导读者。因此，灵芝的细胞分子生物学研究，应采用较纯的灵芝样品（如多糖、三萜等）进行试验，且其结果必须在整体给药的病理动物模型上予以证实方有意义。

由于实验动物与人之间存在着种属差异，灵芝的动物药理实验结果不能随便推广到人。例如灵芝多糖对动物移植性肿瘤的抑瘤率可高达60%～70%，但对肿瘤患者却无此显著效果，仅有辅助治疗作用，可预防或减轻放化疗的严重不良反应、提高患者的生活质量。

因此，任何灵芝的药理实验结果，必须经过临床试验或人体功能试验的验证，方能用于治疗或保健。在数以千计的灵芝医药研究论文中，临床试验或人体功能试验的论文极少，这是特别需要加强的。

（注：截至2016年4月，已发表的6800余篇灵芝研究论文中，临床研究论文少于2%）

🍄 临床研究除设灵芝试验组外，还须设安慰剂对照组

早期的灵芝临床研究报告大多是对一些疾病的疗效观察，统计疗效的百分率，虽有一定意义，但由于缺乏对照，所提供的疗效证据不符合循证医学的要求。故临床试验设计应符合"良好临床规范（Good Clinical Practice，GCP）"的要求，除灵芝试验组外，还要有安慰剂（或药政主管部门批准生产的有效阳性药）对照组。

在研究灵芝的辅助治疗作用时，灵芝组与对照组的常规治疗药应尽量一致。例如灵芝与化疗药合用辅助治疗肿瘤时，灵芝组与对照组的化疗方案应尽可能一致，以减少化疗方案不同对灵芝辅助治疗效果的影响。

🍄 重视灵芝的辅助治疗作用，不应苛求单用灵芝就能治好病

灵芝制剂用于防治疾病时，应重视其辅助治疗作用。当今世界，无论是中医还是西医，几乎对任何疾病的治疗均采取综合治疗方法，经常是多药合用，相辅相成，很少单用一种药物治疗。

因此，不应苛求单用灵芝就能治好某种疾病，而应提倡灵芝与常规治疗合用。例如：灵芝与常规抗高血压药合用治疗高血压病，可增强降压药的疗效，减少降压药的剂量等；灵芝与降血糖药合用治疗糖尿病，也有类似的辅助治疗效果。应提倡灵芝与其他中药组成复方应用。

少数人用灵芝会发生与治疗目的无关的反应，是正常的

使用任何药物后，都会有少数人对药物的某些固有且与治疗目的无关的作用不耐受，而产生一些不良反应，这是很正常的现象。服用灵芝也同样，如原本要服用灵芝提升免疫力的人中，少数人用后却出现口干、便秘等症状，可视为是正常的。由于灵芝的这些反应多较轻微，并不影响健康，所以一般情况下，在用药过程中，人体能很快适应灵芝所产生的这些作用，这些不良反应就会消失。

虽然不是每个人用灵芝都会有不良反应出现，但为了保障消费者的权益，也为了维护厂家的信誉，灵芝业者应将服用灵芝可能产生的不良反应，据实告知消费者，不要回避。而科研人员在进行临床试验或人体功能试验时，应注意观察服用灵芝所产生的不良反应，为安全使用灵芝产品提供更多信息。

（原载:《健康灵芝》2008 年，第 42 期 2 ～ 3 页）

|3|

从患者的实践经验，看灵芝个体化用药的价值

在《灵芝医药研究之我见》(《健康灵芝》2008 年,第 42 期;本书第 2 章)中,笔者曾强调灵芝的临床研究应符合循证医学的要求,应按"良好临床规范(Good Clinical Practice,GCP)"进行设计,即双盲法用安慰剂(或药政主管部门批准生产的有效阳性药)做对照试验。这对于证明灵芝对某种疾病有效是无可非议的。

在我主编的《灵芝的现代研究》第 3 版(2007)一书中,基本上也是按这样的标准评价灵芝的临床疗效(注:该书的第 4 版于 2015 年出版)。虽然我对一些民间应用灵芝有效的个案数据并不完全否定,但总认为不能排除偶然性,因而不够重视。

如何正确看待民间使用灵芝的个体经验

近年来,有机会在会议或科普活动中接触到大量服用灵芝的患者,听到许多患者讲述应用灵芝防治疾病的体会与经验,例如:灵芝减轻或防止接受化学治疗的肿瘤患者的白细胞(俗称白血球)减少和胃肠道反应,提高患者生活质量、延长生命等;灵芝增强降血压药的降压作用,减少降血压药的用量,甚至有些高血压病患者停用降血压药,单用灵芝依然能控制血压;还有个案将灵芝与降血糖药物合用,不仅增强降血糖药物对糖尿病患者的降血糖作用,还改善患者的症状,甚至有些病例在减少或停用降血糖药物后,单用灵芝仍能保持降血糖疗效。

此外,灵芝对病毒性肝炎患者也有显著的保肝和改善症状疗效。特别令我印象深刻的是一位长期从事核能技术工作的专家,患有白细胞减少症,在常规治疗无效的情况下采用灵芝治疗,并坚持数年,目前其白细胞维持在正常值范围内。更多的灵芝服用者则提到，灵芝能显著改善睡眠、增强体力、防止流行性感冒等。

与此相似，《健康灵芝》也刊载过许多类似病例在服用灵芝后病情得以改善的文章，特别是《健康灵芝》第 36 期（2007 年）《一个机会，无限希望》这篇报道，内容是通过来自用药者的问卷调查，发现灵芝辅助癌症治疗有六成以上的疗效，表现为减轻放化疗副作用、提升免疫力、提高生活质量、缩小肿瘤、延长生命等，这竟与一些有对照的灵芝临床试验结果相近，令人惊叹。这些由患者自述的灵芝疗效，不禁使我重新思考，如何更妥当地总结、评价应用灵芝的疗效和经验。

《神农本草经》对灵芝的评价，也是基于"个人"实践经验的累积

前面提及的符合 GCP 标准的临床试验，其特点是科学设计有对照的试验，目的是为了证明服用灵芝的患者，在疗效上与服用安慰剂的对照患者有所区别；往往显著优于服用安慰剂者被判定为有效（以有效阳性对照药为对照时，灵芝的疗效应与阳性对照药相似或优于它）。在 GCP 临床试验中，诊断和疗效标准、用药剂量和疗程均是固定不变的，因而易于比较并做出评价，其有效性被认为是科学的，可重复性高。

而上述许多服用灵芝有效的病例，多是在常规治疗不理想的情况下，本着姑且一试的想法而服用灵芝。服用剂量和疗程长短由患者根据病情、疗效、有无不良反应而自行调整，至于疗效则多由患者原就诊医院复诊后得出。有患者对疗效深信不疑，而研究者却表示怀疑，认为不科学，偶然性很大。那

么，究竟该如何评价这些个案的疗效和经验呢？这还要从《神农本草经》对灵芝性味功效的论述说起。

在两千多年前的古代，古人是靠"神农尝百草"的方式，即从个人的用药实践中累积经验，进而总结出灵芝能补心、肝、肺、脾、肾的"五脏之气"，得出"增智慧，不忘""久食轻身、不老、延年、神仙"等精辟论述，一直沿用至今。既然古人可以从用药经验中升华出理论，在现代科技高速发展的今天，为什么我们就不能从这些有医院明确诊断和客观疗效标准的有效病例中汲取经验，进一步合理应用灵芝并总结其疗效呢？

"个体化用药"能提高灵芝的预防与治病效果，如能在医生的指导下进行，将更为科学

中医诊治疾病强调"辨证论治"，即根据每个患者的具体病情进行治疗，处方用药因人而异，这就是现代医学越来越重视的"个体化治疗"原则。前面讲到的大量病例，几乎都是根据自己的病情个体化用药，每个人都在使用灵芝的过程中，找到自己的有效剂量和疗程，并随时调整用法，从而获得最佳疗效。

在按 GCP 标准进行的临床试验中，为了便于比较和统计，按事先设计好的剂量和疗程进行治疗，不能根据病情和疗效的变化进行调整。所以试验中的有效病例都限定在同一条件下才有效，而一些被宣布为无效的病例，有可能在调整剂量或疗程后转为有效，却因临床试验设计的缘故而失去机会。由此看来，为提高灵芝的预防与治病效果，采用个体化的用药方案十分重要。如能在医生的指导下进行灵芝的个体化用药，将更为科学。

如今应用灵芝来防治疾病者日益增加，我们应重视总结灵芝的疗效，这不仅包括按 GCP 标准进行的临床试验，也应搜集、总结民间应用灵芝治疗疾病的疗效和经验。此项工作应由灵芝生产经营单位的专业技术人员来完成，如此不但能进一步推广灵芝的合理应用，而且还能回过头来进一步促进灵芝的科学研究和产品开发（图 3-1）。

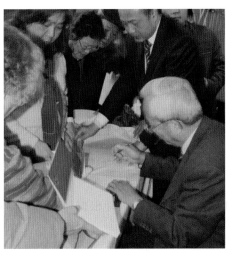

图 3-1　作者在一次科普报告后，为"灵芝粉丝"们签名留念

（原载：《健康灵芝》2010 年，第 47 期 2～3 页）

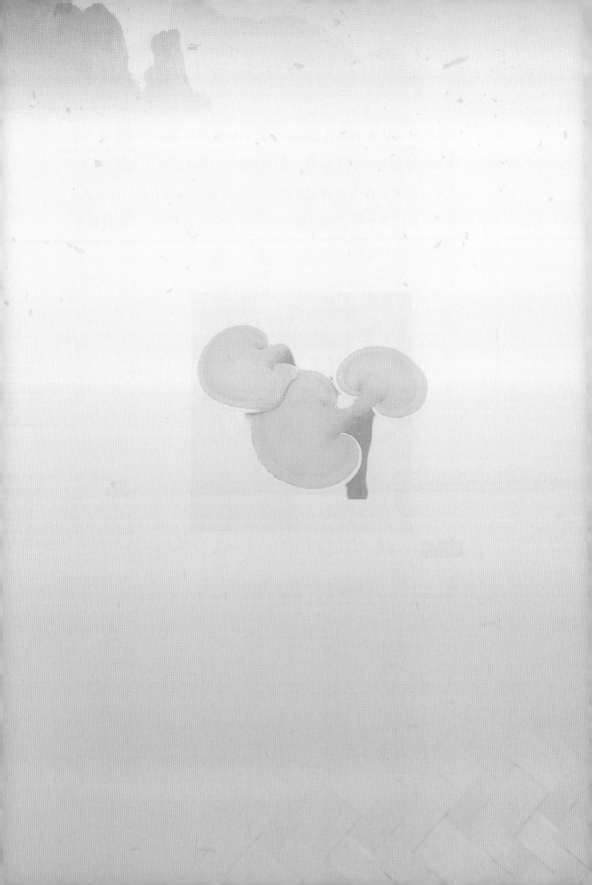

4

灵芝增强免疫力

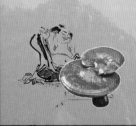

最近，一位朋友告诉我，他们企业申报的灵芝保健食品被国家食品药品监督管理总局（CFDA）批准以"增强免疫力胶囊"的名称上市销售。虽然将功能体现在产品名里是出乎我意料的保健食品命名，但能用"增强免疫力"命名灵芝产品，也反映了人们对灵芝增强免疫力作用的认可。

免疫系统就像国家的军队，需经常维护以维持战斗力

免疫力是指人体免疫系统抵御细菌、病毒等病原微生物入侵和肿瘤、自身免疫性疾病等内部破坏的能力。免疫系统则包括天然免疫系统（又称为先天免疫系统）和获得性免疫系统（又称为适应性免疫系统）。

如果把人体比作国家，免疫系统就是这个国家的军队。天然免疫系统中的肥大细胞、巨噬细胞、自然杀伤细胞、中性粒细胞（又称为嗜中性粒细胞）、补体分子等，就如同边防哨兵，会直接或通过它们分泌的细胞因子，如白细胞介素 -1（IL-1）、白细胞介素 -2（IL-2）、干扰素 γ（IFN-γ）、肿瘤坏死因子 α（TNF-α）等，捕捉并消灭入侵的敌人（细菌、病毒等）。

获得性免疫系统中的淋巴细胞，包括 B 细胞和 T 细胞，则如同国家的国防军，武器装备精良，通过表达 B 细胞受体和 T 细胞受体，能更准确、有效地识别和消灭入侵的细菌、病毒等病原微生物，以及清除体内暗藏的敌人（如肿瘤、自身免疫性抗体等）。就像军队与敌人作战有伤亡一样，免疫系统在抵御细菌、病毒、肿瘤等过程中，也会受到不同程度的损伤，甚至被严重破坏，因此必须经常维护和增强人体免疫大军的战斗力。

自身免疫性疾病是指免疫系统中的一些细胞反应过度，错把体内的正常

细胞、组织当成敌人进行攻击，进而引发类风湿关节炎、1 型糖尿病（即先天性糖尿病）、弥漫性甲状腺肿、红斑狼疮等疾病。这时，可通过免疫调节来纠正错误，如调节 T 细胞亚型的比例，以抑制过度的免疫反应。

灵芝增强免疫力的研究

20 世纪 70 年代，在研究灵芝防治慢性支气管炎的疗效机制时，我们给小鼠腹腔注射灵芝提取物或灵芝多糖，发现两者均能显著增强小鼠巨噬细胞吞噬鸡红细胞的能力，从而首先发现灵芝有增强免疫力的作用（图 4-1）。随后，灵芝免疫增强作用的研究即成为我们和学术界的重要研究课题，至今不衰。

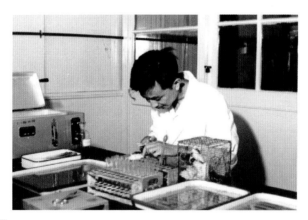

图 4-1　20 世纪 70 年代，作者在实验室进行小鼠巨噬细胞吞噬功能实验

提升免疫细胞功能、促进细胞因子分泌

目前科学研究已经证明，灵芝子实体、菌丝体和孢子粉的提取物，以及它们所含的有效成分，如多糖肽、小分子蛋白质、三萜类等，能增强天然和

获得性免疫系统中多种免疫细胞的功能，并促进多种细胞因子与抗体的分泌，特别是在免疫功能减低时，灵芝的免疫增强作用更为显著。

改善自身免疫性疾病

灵芝三萜类成分对卡介苗联合细菌脂多糖诱发的小鼠免疫性肝损伤，有明显的保护作用；灵芝多糖可降低多次小剂量注射链脲佐菌素诱导的自身免疫性糖尿病小鼠的血糖；松杉灵芝提取物可明显延长红斑狼疮小鼠存活率，并降低尿蛋白含量和减少血清中相关抗体（抗双链 DNA 抗体）的数量。

提升免疫系统抗肿瘤的能力

21 世纪以来，对灵芝免疫增强作用的研究不断深入，尤其在灵芝抗肿瘤作用的免疫学机制方面有许多新发现。

灵芝多糖肽在树突细胞（DC）成熟阶段，能增强 DC 对肿瘤抗原的捕获、处理和提呈能力，并增强 DC 诱导的细胞毒性 T 细胞（CTL）的细胞毒活性。灵芝多糖肽还可促进 DC 活化 CTL 的 IFN-γ mRNA 转录及蛋白质表达，使 IFN-γ 生成增加，后者可直接和间接抑制肿瘤。灵芝多糖肽也能促进 CTL 的颗粒酶 B mRNA 和蛋白质表达，使 CTL 的细胞毒活性增强。

灵芝多糖 PS-G 是一种具有（$1 \rightarrow 6$）-β-D- 葡聚糖分支结构的多糖，它可增强 DC 刺激 T 细胞的活性，促进 T 细胞分泌 IFN-γ、IL-10 等细胞因子，已知这些作用和 PS-G 活化 T 细胞表面的 Toll 样受体 4（TLR4）分子密切相关。另外，灵芝多糖肽也能通过活化 B 细胞和巨噬细胞表面的 TLR4 分子，发挥增强免疫的作用。

应用于癌症免疫疗法

临床上将患者外周血淋巴细胞在体外与多种细胞因子共同培养后，获得细胞因子诱导的杀伤细胞（CIK），CIK 被重新输回患者体内后，具有增殖力强、杀瘤活性高、对多种癌细胞有效、提高多重抗药性肿瘤细胞对化疗药的敏感度等特点，是目前抗肿瘤过继免疫疗法（adoptive immunotherapy，又称为被动免疫疗法）的一种方案。

我们发现，在含有 IFN-γ、CD3 单株抗体、IL-2 和 IL-1 的小鼠 CIK 培养基中加入灵芝多糖，可减少培养 CIK 所需细胞因子的用量，并保持 CIK 杀伤肿瘤细胞的活性，这表示灵芝多糖能增强 CIK 活性。灵芝多糖的这一作用，与其活化淋巴细胞表面的 3 型补体受体（CR3），并增加颗粒酶 B 和穿孔素的表达有关。

增加"具有抑制肿瘤功能的巨噬细胞"的数量

最近的研究还发现，和肿瘤相关的巨噬细胞可分为 M1 型和 M2 型，前者可抑制肿瘤细胞增殖，后者却会促进肿瘤细胞生长。灵芝多糖肽在增加肿瘤相关巨噬细胞数量的同时，还能调节其中 M1 型和 M2 型巨噬细胞的比例，使具有抑制肿瘤细胞的 M1 型巨噬细胞比例显著增加，即促进肿瘤相关巨噬细胞向 M1 型转化，因而发挥抗肿瘤作用。

灵芝增强免疫力在防治疾病中的应用

以上对于灵芝增强免疫力的研究，为灵芝防病、治病奠定了坚实的基础，其可应用的范围很广，例如以下若干方面。

辅助放、化疗治疗肿瘤

灵芝辅助放、化疗治疗肿瘤与其多靶点的抗肿瘤作用和放、化疗保护作用有关（详见《健康灵芝》2010 年第 48 期），其中之一就是增强免疫力，通过这一作用提高患者的抗肿瘤免疫力，增强放、化疗的疗效，防治或减轻放、化疗的不良反应，改善患者的生活质量。

防治慢性支气管炎和反复性呼吸道感染

慢性支气管炎是气管、支气管黏膜周围组织的慢性炎症性疾病，其发病机制复杂，主要与感染、环境污染、免疫功能减低等因素有关。除急性期需要抗感染和止咳、祛痰、平喘等对症治疗外，应以预防为主。

治理环境污染，让人们不吸入超标的 PM2.5（空气中粒径小于 $2.5\,\mu m$ 的悬浮微粒）固然重要，但这需要时间，目前我们还能做的是增强免疫力。灵芝对慢性支气管炎有较好的疗效，用药后一至两周，慢性支气管炎的咳、痰、喘三种症状均明显减轻或消失，同时能改善睡眠、增加食欲、减轻畏寒、增强体力等。

反复性的呼吸道感染常见于小儿和免疫力低下的人群，其发病也与免疫力降低密切相关，而灵芝能增强患者的免疫力，与抗感染药物联合应用具有协同作用，可增强疗效、预防复发。

防治病毒性肝炎

灵芝通过增强单核巨噬细胞、自然杀伤细胞和 T、B 细胞的功能，促进

IL-2、IFN-γ 的合成和释放，调整病毒性肝炎患者的免疫功能紊乱，并具有保肝作用，可用于治疗病毒性肝炎，也可增强抗肝炎病毒药物的疗效。

改善带状疱疹和尖锐湿疣

带状疱疹和尖锐湿疣均为病毒性疾病，前者由疱疹病毒感染，后者由人乳头瘤病毒（HPV）感染。从薄树灵芝中提取的薄芝糖肽注射液，可增强抗病毒药物更昔洛韦对带状疱疹的疗效，减少神经痛后遗症的发生。

薄芝糖肽还能增强免疫抑制剂鬼臼毒素（Podophyllotoxin）对尖锐湿疣的疗效（详见《健康灵芝》2011 年第 54 期）。薄芝糖肽并无抗病毒作用，因此它对这两种疾病的疗效，也是增强抗病毒免疫力的结果。

改善疾病造成的免疫力低下

灵芝增强免疫力的作用还可用于其他伴有免疫功能低下的疾病或状态，包括神经衰弱、更年期综合征、亚健康人群、老年人群、应激（因外来压力或刺激造成免疫功能下降，如运动员竞赛期间的应激）等。

灵芝对弥漫性甲状腺肿（详见《健康灵芝》2011 年第 54 期）、肾病综合征、银屑病（又称牛皮癣）、红斑狼疮等自身免疫性疾病的免疫调节作用，也值得做进一步的临床观察。

（原载:《健康灵芝》2013 年，第 58 期 2 ～ 4 页）

灵芝改善应激导致的免疫功能降低

应激（stress）是指人体应答刺激的一种适应性全身反应。日常生活中，人们遇到各种"应激原（stressor）"刺激时，通过"下丘脑-垂体-肾上腺轴"的调节作用，使得血中促肾上腺皮质激素和肾上腺皮质激素增多，并引起一系列全身反应，以抵抗有害的刺激，即为"应激反应"。

如果这种刺激作用并非过分强烈和（或）持久，所产生的应激将有利于动员我们的身体，以有效地应对日常生活中遇到的各种复杂情况，这种应激可称为"良性应激（benign stress）"；倘若应激原（例如精神紧张、寒冷、创伤、缺氧、激烈运动等）的作用过于强烈和（或）过于持久，则会产生病理变化，对人体有害，此种应激即称为"劣性应激（malignant stress）"。药物可预防或减轻劣性应激对人体的伤害，称之为"抗应激作用（anti-stress effect）"。

🍄 灵芝拮抗冷水游泳应激导致的小鼠免疫功能降低

20世纪90年代初，我们以强迫小鼠在冷水中游泳作为应激模型，观察松杉灵芝多糖对应激诱发的免疫功能降低的影响。每日强迫小鼠在（14±1）℃的冷水中游泳，由于多数小鼠会在10分钟内因寒冷、激烈运动而没顶，故设定每日游泳时间为5分钟，连续15天，期间每3天检测一次羊红细胞（SRBC）诱导的空斑形成细胞（PFC）反应（反映IgM抗体浓度的一种免疫学检测技术）。

结果发现，随着在冷水中游泳天数的延长，PFC反应显著降低（图5-1），表示应激会削弱小鼠的体液免疫功能；如果强迫小鼠在冷水中游泳的同时，每天灌胃松杉灵芝多糖，则可拮抗应激导致的PFC反应降低，使之恢复正常

（图 5-2），说明松杉灵芝多糖可预防冷水游泳应激导致的小鼠体液免疫功能下降[1]。

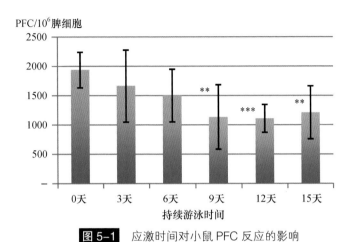

图 5-1 应激时间对小鼠 PFC 反应的影响

$n = 7$，与对照（0 天）比较，** $P < 0.01$，*** $P < 0.001$

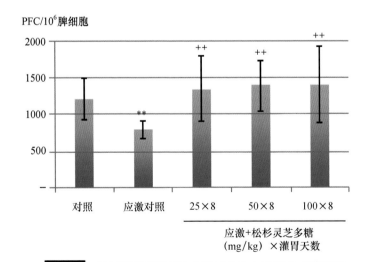

图 5-2 松杉灵芝多糖拮抗应激导致的小鼠 PFC 反应降低

$n = 6\sim7$，与对照组比较，** $P < 0.01$；与应激对照组比较，++ $P < 0.01$

灵芝改善运动员低气压缺氧及运动应激导致的免疫功能低下

以淋巴细胞为评估指标

Zhang Y 等（2007）观察 4 周 2500 米"高住低训"（即让运动员住在模拟高海拔的环境，并在低海拔环境进行训练，以此促进心肺功能、提升运动成绩）过程中，足球运动员淋巴细胞亚型数量的变化，并探讨灵芝的影响。

以 40 名某体育大学体育足球专项运动员为受试对象，入组者均无肝、肾、内分泌疾病史及世居高原史，未曾服用影响免疫功能的药物。随机分为正常对照组、高住低训对照组、高住低训给药一组和给药二组，每组各 10 人。前者在正常气压下居住、训练；后三者每晚入住低氧房（氧浓度 15.4%，相当于海拔 2500 米）10 小时，每周两次在低氧房进行功率自行车训练 30 分钟（72% 最大摄氧量），每周还有三次由同一教练指导的专项训练。

给药一组和二组在入住低氧房前两周开始，每日服用灵芝胶囊（每粒 0.25g，含灵芝子实体提取物 70% ＋灵芝孢子粉 20% ＋填充剂 10%）2.5g（一组）和 5.0g（二组）；高住低训对照组则服用安慰剂，共 6 周。以流式细胞仪检测淋巴细胞亚型 $CD4^+/CD8^+$ 比例。

结果发现，试验 28 天后，高住低训的三组人员，$CD4^+/CD8^+$ 比例较试验前显著降低，其中高住低训给药二组的 $CD4^+/CD8^+$ 比例，高于高住低训对照组和高住低训给药一组。在服用灵芝胶囊 6 周的过程中，受试者的血液生化和尿液常规检查均未发现任何异常。这表示高住低训试验时，由低气压缺氧及运动所致的应激状态，会导致 $CD4^+/CD8^+$ 比例显著降低，灵芝可改善这种免疫功能低下[2]。

以红细胞为评估指标

作者的另一项研究是观察灵芝在 4 周 2500 米高住低训过程中，对人体红细胞 CD35 数量和活性的影响。以某体育大学足球专项运动员为受试对象，受试者条件同前，随机分为给药组和对照组各 8 名，均为高住低训。入住低氧房前，给药组每日服用灵芝胶囊 5g，对照组服用安慰剂，共 2 周。两组高住低训及训练条件均同前。

结果：4 周后，给药组和对照组的红细胞 CD35 表达较试验前分别升高 7.9% 和下降 12.8%（$P<0.05$）；在红细胞 C3b 受体花环率方面，给药组和对照组较试验前分别升高 45.9%（$P<0.05$）和下降 49.0%（$P<0.05$）；红细胞免疫复合物（IC）花环率，给药组和对照组则较试验前分别升高 99.7%（$P<0.01$）和 19.5%[3]。

从上述数据变化可知，灵芝可以明显增加红细胞 CD35 的表达，并显著改善运动员在高住低训试验中出现继发性红细胞免疫功能低下的现象。以上两项研究结果说明，灵芝可显著改善高海拔缺氧环境下运动导致的免疫功能低下，增强人体的抵抗力。

参考文献

[1] 林志彬 . 灵芝的现代研究 . 北京：北京医科大学中国协和医科大学联合出版社，1996.

[2] Zhang Y，Lin ZB，Hu Y，et al. Effect of *Ganoderma lucidum* Capsules on T-Lymphocyte Subsets in Soccer Players of "Living High-Training

Low". Br J Sports Med，2008，42（10）：819-822.

[3] 罗琳，张缨 . 灵芝多糖对高住低训中运动员红细胞 CD35 数量及活性
的调节作用 . 山西体育科技，2006，26（4）：38-41.

（原载:《健康灵芝》2014 年，第 63 期 2 ～ 3 页）

6

灵芝在「亚健康状态」下的预防保健作用

预防胜于治疗。中医药学家非常重视预防疾病和养生保健，很早就提出"上工治未病"，以养生为先；"上医医未病之病，中医医欲病之病，下医医已病之病"。

在《神农本草经》一书中，灵芝被列为"上药"，书中所指的上药"主养命以应天，无毒，多服、久服不伤人"，"欲轻身益气，不老延年者"应用上药。可见早在两千年前，古人已注意到灵芝在养生保健、推迟衰老中的重要作用。

真正用灵芝产品预防疾病者仍属少数

然而时至今日，灵芝的预防保健作用仍未受到足够的重视。笔者曾针对北京、上海等地灵芝产品的消费人群进行了初步调查，结果发现九成以上的灵芝产品消费者是一些中老年常见疾病（如慢性支气管炎、神经衰弱、高血压病、高脂血症、糖尿病、肝炎以及肿瘤）患者，他们用灵芝产品作为治疗或辅助治疗的手段，并取得了不同程度的疗效。

正因如此，有更多的此类患者加入服用灵芝治病的行列，然而真正用灵芝产品预防疾病者仍十分少，不及一成。最近，我主持翻译一本英文药理学名著，书中有一句评价药物预防和治疗关系的话："一盎司预防远胜一磅治疗"（注：1 盎司≈28.3g；1 磅≈454g），这是用重量来评价预防的重要性。我的观点也是"多花钱保健康，少花钱治病"。

什么是"亚健康"？

当今社会竞争激烈、工作节奏加快、生活方式和饮食结构改变、环境污染、生态平衡破坏所引起的"亚健康"状态，是一种介于健康与疾病之间的第三状态。所谓"亚健康"，是指人虽无明确的疾病诊断，但在身体上、心理上出现种种不适应的感觉和症状，从而呈现出活力降低、适应性减退的一种生理状态。

这种状态占人群很大一部分，系由心理、社会、生物三种因素引起人体的"神经-内分泌-免疫"调节紊乱、生理功能紊乱或代谢水平低下所致，其主要表现为：精力下降、紧张、焦虑、失眠、多梦、头晕、耳鸣、心慌、疲乏无力、食欲不振、身体虚弱等，并逐步发展为高血压病、高脂血症、糖尿病、心血管病等。由于人体免疫力降低，细菌、病毒感染和肿瘤的发病率也增加。

实际上中医对"亚健康"的认识远较西医早，中医理论指出，医学的目的首先是要"消患于未兆""济羸劣以获安"，其次才是治病。这里所谓的"未兆"，是指无显著疾病征兆，而"羸劣"则指虚损或不太健康，但不一定有病，即现在所说的"亚健康"状态。

处于"亚健康"状态的人应加强保健以免健康受损，导致疾病

处于"亚健康"状态的人必须考虑如何保健，避免健康受损而患病。正常时，人体的神经系统、心血管系统、内分泌系统、免疫系统等均有良好的自我调节和相互调节的功能。

因此，人体可因内外环境的变化来调节这些重要系统的功能，使之保持正常。例如：人体可通过交感神经中枢、周围交感神经、肾素-血管紧张素系

统、内分泌系统等来调节血管平滑肌张力，使血压能适应内外环境的改变而维持正常，一旦这种调节失常就会导致高血压病。

又如胰岛 β 细胞（B 细胞）分泌的胰岛素可降低血糖，而 A 细胞分泌的胰高血糖素则可升高血糖，两者作用相反，互相拮抗。而其他内分泌激素，如肾上腺皮质激素、生长激素和肾上腺素等，也可拮抗胰岛素的作用，使血糖升高。而这些影响血糖升降的激素分泌，又受神经系统、内分泌系统、免疫系统的调节，只有它们的作用处于平衡时，血糖才能维持在正常水平。

灵芝对"亚健康"人群的保健作用

灵芝为什么对"亚健康"人群有保健作用？这是基于灵芝广泛的药理作用，特别是它对人体的重要器官如心、肝、肾的保护作用以及"神经-内分泌-免疫"网络的调节作用。

由于"亚健康"人群的神经系统、心血管系统、内分泌系统、免疫系统间的稳态调节发生障碍，人体对内外环境改变的适应能力降低，因而出现前述"亚健康"状态的表现，并易患心血管疾病、糖尿病、病毒感染、肿瘤等。

"亚健康"人群服用灵芝保健后，可使睡眠改善，食欲和体重增加，心悸、头痛、头晕减轻或消失，精神振奋，记忆力增强，免疫功能提高，抵抗力增强。

灵芝具有调节血脂作用［降低胆固醇、低密度脂蛋白胆固醇（LDL）和甘油三酯（三酰甘油），升高高密度脂蛋白胆固醇（HDL）］、降低血糖作用、降血压和改善微循环作用，进而使血压、血脂、血液黏度、血糖等均维持在正常水平。

此外，灵芝的免疫调节作用还可使"亚健康"状态下降低的免疫功能恢复正常，增强人体对细菌、病毒感染的抵抗力。通过上述这些作用，灵芝使人体内环境稳定，并增强人体对内外环境改变的适应能力，因而可防止或推迟"亚健康"状态进一步恶化，保持健康。

（原载:《健康灵芝》2009 年，第 43 期 2～3 页）

7

灵芝的『扶正固本』作用在防治慢性支气管炎中的意义

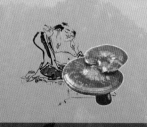

灵芝通过增强免疫、抑制过敏反应介质的释放、保护呼吸道上皮细胞等机制，缓解慢性支气管炎的症状、改善患者体质，并逐渐减少日后支气管炎发生机会或严重程度。

🍄 从西医的角度思考灵芝的疗效：没有结果

我们的灵芝研究是从研究灵芝治疗慢性支气管炎和哮喘开始的。我是北京医学院（现北京大学医学部）医疗系毕业的，是学西医的，从事药理工作以后，仍然是西医的概念为主导。因此，在研究灵芝为什么对慢性支气管炎有效时，首先就考虑它有没有止咳、平喘、祛痰的作用，是否像抗生素一样可以抑制呼吸道中的细菌、病毒等。

然而，按此思路进行研究一直没有明确的结果，如祛痰、止咳作用，灵芝不如任何一个好的止咳祛痰药，平喘作用也不如常用的平喘药。而现有的药物再好，也就是对症治疗，没什么特殊效果，不像用灵芝以后发生的那些疗效。对此，当时我们相当困惑不解，但是由于受西医治疗思想的影响，一直不能深入研究下去。

🍄 临床上确实能改善症状、增强体质

就在这个时候，我很幸运地参加了"西医学习中医"班，通过学习慢慢有了体会，我们在临床上给"虚寒型"或"痰湿型"支气管炎患者用灵芝，确实效果很好。支气管炎的患者一般都是在秋冬季发作，因为入冬以后北方寒冷、干燥，特别是寒流来袭或受流行性感冒侵害，就会急性发作，周而复

始，支气管炎越来越严重，最后成为慢性支气管炎。

用灵芝以后，疗效缓慢出现，除症状改善外，患者的体质明显增强。原来食欲不好的、睡眠不好的、体重下降的，用灵芝之后都有改善。往往一立秋，早晚稍微凉一点，支气管炎患者由于怕冷就把毛背心穿上了。中医诊断是"气虚""阳虚"。用了灵芝以后，患者不怕冷了，而且遇冷空气或寒流来袭，也不易感冒了，因此，就不出现急性发作了。

当然，支气管炎是慢性病，根治比较难，但随着服用灵芝时间的延长，有很多人达到临床痊愈，也有的人很长时间不发作。最近，我收到湖北大学一位干部给我寄的一封信，说他患慢性支气管炎、哮喘多年，用了很多药效果不好，自从用上灵芝胶囊以后，一个月左右呼吸道的症状就全面改善了，整整一年没有急性发作，非常稳定。

从中医"扶正固本"的观点出发，获得突破

通过"西医学中医"班的中医理论学习和临床实践，我受到了启发，认识到灵芝治疗慢性支气管炎之所以有效，主要是因为它有"扶正固本"作用。中医有个基本的理论："正气存内，邪不可干；邪之所凑，其气必虚"。

简单地讲，"气"就是指人体的一些器官和系统的功能，如果免疫系统、神经系统、心血管系统、内分泌系统等功能正常，那么此时，人体的功能当然是正常的，这就是"正气存内"。

根据我们对疾病的认识，把中西医的理论结合起来理解：人体呼吸道内有各种各样的细菌，但是我们每个人都正常、不发生疾病，原因就是我们人体内的免疫系统在发挥作用，它把这些细菌限制住，使其不能在体内兴风作

浪，人就不感冒，不得气管炎，不得肺炎。

因此，我们就集中精力研究与气管炎有关的原因，一是研究灵芝提高免疫功能的作用，二是研究灵芝对过敏反应的影响，另外还研究灵芝对呼吸道细胞的保护作用。通过这样的调整，很快就得到了大量有价值的研究结果。

🍄 灵芝防治慢性支气管炎的机制

我们首先发现灵芝具有免疫增强作用，它可以增强人体的非特异性免疫功能，如增强巨噬细胞的吞噬功能；也可以增强人体的特异性免疫功能，如增强体液免疫，促进一些免疫球蛋白的产生；还可以增强人体的细胞免疫功能，促进人体的淋巴细胞增殖功能，以杀死更多侵入体内的病原体，如细菌、病毒等。

另外，它可以释放许多杀死病原体的细胞因子，如干扰素、白细胞介素-2 等。后来我们进一步发现，灵芝有抗过敏作用，可以抑制过敏反应介质释放，还可以保护呼吸道上皮细胞免受各种伤害性刺激的损伤。这样，为什么灵芝对慢性气管炎有效就解释清楚了。而且，灵芝的免疫增强作用、抗过敏作用和对呼吸道上皮细胞的保护作用，可能就是中医所说的"扶正固本"作用的重要内涵。

各种细菌、病毒造成的感染，各种化学、天然因素引起的过敏，大气污染对呼吸道的慢性刺激等这些"病邪"都是天然存在的，我们不可能把自己关到无菌室里生活。因此，最重要的是让人体抵抗这些外邪的能力增强，做到"正气存内"，即使有一些"病邪"的存在也没有关系，仍然可以不发病。

🍄 在传统中药里寻找 SARS 新药

我们在研究灵芝治疗慢性支气管炎的过程中，认识到中医理论的博大精深。西医往往注意对因治疗和对症治疗，2003 年暴发流行的重症急性呼吸综合征（SARS）——非典型性肺炎，西医的应对策略是很科学的，一是找病源，当时找到了，是冠状病毒；二是找药，把病原消灭，就要找能杀死冠状病毒的药物。但因为当时 SARS 病毒是种新病毒，还没发现特别有针对性的药物，只能在已有的药物中选择一些可能有效的药物先用。

但从中医角度，除"祛邪"（杀灭病毒）外，还有"扶正"。简单来说，就是增强人体的免疫力，通过增强免疫系统功能来杀灭病毒，也防止病毒损害免疫系统及其功能。据一些媒体报道，许多中医专家对防治非典型性肺炎提了很多很好的建议，最关键的一条就是"扶正固本"。重视免疫力的增强，即使有细菌、病毒侵入体内，也会很快地被免疫系统消灭。

（《健康灵芝》2004 年，第 23 期 16 ～ 18 页）

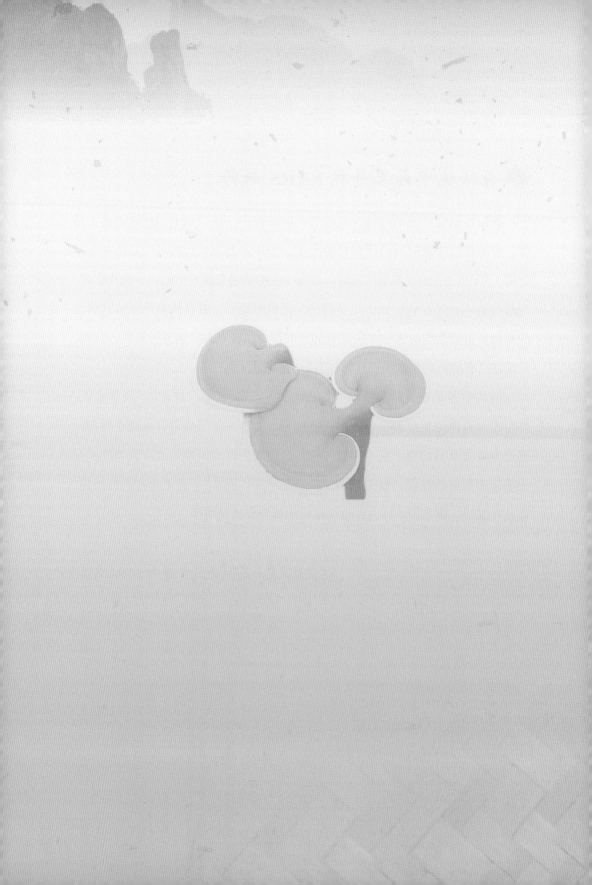

灵芝预防流行性感冒的根据——正气存内，邪不可干中医理论和实践均证明，健康和疾病属于"正邪相争"的不同状态。这里所说的"正"是指人体的抗病能力，"邪"泛指侵入人体的病毒、细菌或体内产生的肿瘤等。

健康是由于"正气存内，邪不可干"，即人体抗病能力强，但并非无"邪"，只是"邪"不压"正"。疾病则是"邪之所凑，其气必虚"，即"病邪"聚集于体内，导致人体的抗病能力降低，终至发病。

理想的治法是彻底清除"病邪"，然而即使是医学科学高度发达的今日，人们还无法彻底清除一些"病邪"，如病毒、肿瘤等，在这种情况下，通过"正气存内"做到"邪不可干"，就变得十分重要了。

自身抵抗力强，病毒虽入侵却难致病

流行性感冒（"流感"），包括季节性流感，以及当前在世界流行的 A 型 H1N1 流感、禽流感等，均是由于流感病毒侵入上呼吸道引起，此时的"邪"自然是指流感病毒了。就以 A 型 H1N1 流感为例，发病时可用抗病毒药达菲"祛邪"，即清除病毒，以治疗 A 型 H1N1 流感。

不过，预防流感比治疗流感更重要。在"流感"流行季节，并非所有病毒接触者都会发病。流行病学调查指出，乘坐同一航班飞机的 A 型 H1N1 病毒接触者中，很多人并没有发病。其原因可能就是这些人抗病能力强，A 型 H1N1 病毒虽侵入体内，但遭到人体抗病毒免疫力的顽强抵抗，而未能致病，人体自身实现了"正气存内，邪不可干"。

灵芝强化免疫，对抗病毒入侵

在既往的临床实践中发现，灵芝在防治许多疾病时，可减少感冒发作，加上灵芝还有显著的免疫增强作用，这使我们想到利用灵芝预防 A 型 H1N1 型流感。树突细胞、巨噬细胞与自然杀伤细胞（即 NK 细胞）等免疫细胞构成人体抗病毒、细菌感染的第一道防线，它们可对任何入侵的病毒、细菌发起攻击，将其抑制或消灭，称之为"非特异性免疫"功能。

灵芝能增强人体的非特异性免疫功能，例如促进树突细胞的增殖、分化及其功能，增强单核巨噬细胞与自然杀伤细胞的吞噬活性等。与非特异性免疫不同的则是"特异性（专一性）免疫"，包括"体液免疫"和"细胞免疫"功能，它们构成人体抵抗病毒、细菌感染的纵深防线，能锁定特定目标，进一步防御和消灭侵入体内的病毒和细菌。

对于体液免疫和细胞免疫功能，灵芝也有增强的作用，例如促进免疫球蛋白（抗体）IgM、IgG 生成，增加 T 淋巴细胞和 B 淋巴细胞的增殖反应，促进细胞因子白细胞介素 -1（IL-1）、白细胞介素 -2（IL-2）以及干扰素 γ（IFN-γ）的产生等。

在各种原因造成免疫功能减退时，灵芝还能使减退的免疫功能恢复正常。此外，灵芝能保护呼吸道的纤毛上皮细胞、杯状细胞和软骨组织，并减轻慢性炎性症状的病理改变。

灵芝的免疫功效，不受病毒变异影响

注射流感疫苗的目的也是为了实现"正气存内，邪不可干"，即获得特异的抗流感病毒的免疫力。但疫苗注射并非百分之百有效，因为流感病毒经常发生变异，以致流感疫苗丧失特异性（专一性）而无效。

与之不同的是，灵芝不仅能提升人体自身产生的非特异性免疫，还能增强以体液免疫和细胞免疫为主的特异性免疫功能，进而减轻或防止流感病毒对人体的致病。

灵芝的预防保健作用胜过治疗作用，在 A 型 H1N1 新流感于全球流行之际，作为一种预防手段，灵芝必然能发挥重要的作用。

（原载:《健康灵芝》2009 年，第 46 期 2 ～ 3 页）

9

解读神农本草经关于灵芝抗衰老的论述

　　我研究灵芝数十年，目的之一就是想用现代的科技方法，解读《神农本草经》对灵芝的论述。20 世纪 90 年代前后，我们用老年小鼠为实验对象，探讨《神农本草经》中有关灵芝（赤芝、黑芝、青芝、白芝、黄芝、紫芝）"久食轻身不老，延年神仙"的论述，也就是研究灵芝的抗衰老作用。

　　当时国内供应实验动物的公司，均没有我们需要的 24 月龄老年小鼠，因此，灵芝抗衰老的研究工作就要从饲养老年小鼠开始。我们买来 12 月龄种鼠（繁殖用的小鼠），在实验室由我的第一个博士生雷林生（现为南方医科大学药学院教授，从事灵芝研究）精心饲养至 24 月龄，再用作试验对象（图 9-1）。

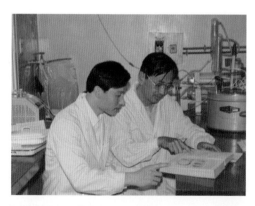

图 9-1　作者与其第一个博士研究生雷林生（左）在实验室讨论工作

　　小鼠的寿命大概两年左右，故 24 月龄小鼠可以说是名副其实的老年小鼠了。饲养老年小鼠并不容易，我记得刚开始买来 200 只 12 月龄小鼠，尽管精心饲养，但随着小鼠月龄增加，许多小鼠陆续死亡，最后只剩下约 60 只 24 月龄的老年小鼠。这些小鼠看上去老态龙钟，毛色灰白、疏松，其中一些还患有自发性肿瘤。就这样，我们用自己饲养的 24 月龄老年小鼠，开始了灵芝的抗衰老研究。

灵芝可恢复衰老引起的免疫功能衰退

免疫功能衰退是最早出现，也是最明显的衰老特征。自青春期开始，免疫器官（特别是胸腺）即出现进行性退化，受胸腺控制的 T 细胞功能及其产生细胞因子的能力，均会伴随年龄增加而降低，这是老年人免疫功能低下的主要原因；同时，受骨髓调控的 B 细胞功能及其分泌免疫球蛋白的能力也会下降。

这些变化导致老年人对外来抗原的免疫功能减弱、对突变抗原的监视功能降低，因此容易罹患感染性疾病、肿瘤及免疫缺陷症。

研究证明[1]，衰老所致的免疫功能衰退可以被推迟，也可以被部分恢复。我们的实验发现，24 月龄老年小鼠脾细胞的自发性增殖反应和白细胞介素 2（IL-2）生成均较 3 月龄年轻小鼠显著减少，分别减少 27.4% 和 30.1%，而灵芝多糖（GL-B）可剂量依赖性地使之逐渐恢复至 3 月龄小鼠的正常水平（表 9-1）。

表 9-1　灵芝多糖（GL-B）对老年小鼠脾细胞自发增殖反应和 IL-2 产生的影响

组别	鼠龄（月）	浓度（μg/ml）	[³H] TdR 摄取 ×10⁻³（dpm）	IL-2 活性 ×10⁻³（dpm）
年轻对照	3	—	24.8±4.6	8.3±1.4
老年对照	24	—	18.0±3.4*	5.8±1.0+
GL-B	24	50	22.1±2.7*	7.3±1.2*
GL-B	24	100	24.9±3.7**	8.2±1.0**
GL-B	24	200	26.4±2.4**	9.0±1.0**

x̄±s，n = 6；与年轻对照比较：+P < 0.05；与老年对照比较：*P < 0.05，**P < 0.01

进一步研究发现，24月龄老年小鼠脾细胞的DNA多聚酶α的活性较3月龄小鼠减少43.3%，表示衰老的免疫功能衰退与免疫细胞的DNA合成障碍有关。给老年小鼠腹腔注射GL-B，可显著增强老年小鼠脾淋巴细胞的DNA多聚酶α活性，使之趋于正常（表9-2）。

表9-2 灵芝多糖（GL-B）对老年小鼠脾淋巴细胞DNA多聚酶α活性的影响

组别	鼠龄（月）	每日剂量 mg/（kg·ml）	天数	DNA多聚酶α活性（U/10^{10}脾细胞）
年轻对照	3	—	—	16.3±3.2
老年对照	24	—	—	9.2±2.4^{++}
GL-B	24	25	4	13.3±3.0*
GL-B	24	50	4	14.6±3.6*

$\bar{x}\pm\bar{s}$，$n=6$；与年轻对照比较：$^{++}P<0.01$，与老年对照比较：$*P<0.05$

灵芝多糖可能通过增强老年小鼠DNA多聚酶α活性，恢复免疫细胞的DNA合成功能，进而改善因衰老所致的体液免疫功能和细胞免疫功能降低，促进老年小鼠产生细胞因子。

灵芝恢复衰老引起的免疫功能衰退已被临床研究证明。一项研究[2]给平均年龄65.1岁的老年志愿者口服灵芝粉，每日3次，每次1.5g，共服用30日，并于服药10、20、30日和停药10日后静脉采血，分离出外周血单核细胞（PBMC）检测白细胞介素2（IL-2）、干扰素γ（IFN-γ）及自然杀伤（NK）细胞活性。结果显示，服药后IL-2、IFN-γ及NK细胞活性均有增高，多数于服药20日达高峰，停药10日后仍维持在高水平，表示灵芝确实能提高老年人的免疫功能（表9-3）。

表 9-3　口服灵芝粉对老年人 IL-2、IFN-γ 及 NK 细胞活性的影响

组别	IL-2（U/ml）	IFN-γ（U/ml）	NK 细胞活性（%）
服药前	134.1±30.7	8.3±3.9	40.1±10.5
服药 10 日	150.7±41.3**	10.6±4.3*	48.7±9.6**
服药 20 日	159.2±39.4**	11.5±5.2**	51.3±9.1**
服药 30 日	154.8±36.7**	11.9±5.6**	50.7±8.4**
停药 10 日	157.8±41.9**	12.1±5.9**	50.1±9.3**

$\bar{x}\pm s$；与服药前比较：* $P < 0.05$，** $P < 0.01$

🍄 灵芝的抗氧化与清除自由基作用可推迟衰老

自由基是细胞代谢过程中产生的活性物质，它能诱导氧化反应，使生物膜中多种不饱和脂肪发生超氧化变性，形成脂质过氧化物，引起细胞结构和功能的改变，导致器官组织的损伤。

正常状态下，体内氧自由基的产生与清除处于动态平衡中，所产生的自由基可以被身体利用。但如果自由基产生过多或清除减少，大量的自由基必然对身体造成伤害，包括损伤细胞脂类和细胞膜、损害蛋白质和酶，以及破坏核酸和染色体。衰老的自由基产生学说指出，脂质过氧化反应及过量自由基的产生，可导致细胞、组织和器官衰老。

我们的后续研究即发现，灵芝对多种诱因引起的心、肝、肾、胰、脑等重要器官的脂质过氧化损伤有明显的保护作用，可有效降低脂质过氧化产物丙二醛（MDA）与脂褐素的含量，并增强超氧化物歧化酶（SOD）、谷胱甘肽过氧化物酶（GSH-Px）等抗氧化酶的活性。

我们和其他研究者的体外试验还发现，灵芝对氧化剂所引起的巨噬细胞

（小鼠）、胰岛细胞（小鼠）、大脑皮质细胞（大鼠）、PC12细胞（大鼠嗜铬细胞瘤细胞，被广泛用于研究多种神经系统疾病，如帕金森病、阿尔茨海默病等神经元发育和功能的细胞培养模型）、血管内皮细胞（大鼠、人）、角质形成细胞（人）的氧化损伤，也有明显的保护作用。

例如细胞老化诱导剂过氧化氢（H_2O_2）作用于体外培养的人角质形成细胞后，显微镜下可见细胞碎片增多，同时检测到氧化产物丙二醛（MDA）在细胞内沉积，SOD、GSH-Px等抗氧化酶的含量则显著减少。但如果在加入过氧化氢之前先加入灵芝多糖，则可明显减轻过氧化氢对人角质形成细胞的氧化损伤；灵芝多糖还可使正常角质形成细胞的MDA生成减少[3]（表9-4）。

表9-4 灵芝多糖对过氧化氢（H_2O_2）氧化损伤人角质形成细胞SOD和GSH-Px活性及MDA含量的影响

组别	SOD（U/ml）	GSH-Px（U）	MDA（nmol/mg蛋白）
正常对照组	40.22±3.32	202.11±19.89	1.56±0.17
H_2O_2组	21.54±2.33*	120.55±13.34*	2.55±0.26*
灵芝多糖＋H_2O_2组	35.76±3.45△	188.66±17.76△	1.87±0.16△
灵芝多糖组	42.91±4.53	214.00±23.23	1.12±0.10*

$\bar{x}±s$；与正常组比较：* $P < 0.05$；灵芝多糖＋H_2O_2组与H_2O_2组比较：△ $P < 0.05$

角质形成细胞是皮肤表皮的主要细胞，此细胞衰老与皮肤衰老密切相关，故上述研究结果显示灵芝可能推迟皮肤衰老。一些服用灵芝的老人皮肤上的老年斑变浅或消失，可能就是灵芝抗氧化、清除自由基作用的结果。

灵芝久食轻身不老，延年神仙

综合上述多项研究结果可以得知，灵芝通过免疫调节（增强）作用和抗氧化清除自由基作用，可恢复衰老所致的免疫功能低下，预防或减轻身体重要器官的氧化损伤，从而发挥抗衰老作用。这些研究结果初步解读了《神农本草经》关于灵芝"久食轻身不老，延年神仙"的论述，也为灵芝用于老年保健提供了理论根据。

参考文献

［1］雷林生，林志彬.灵芝多糖对老年小鼠脾细胞 DNA 多聚酶 α 活性及免疫功能的影响.药学学报，1993（8）：577-582.

［2］陶恩祥，叶传书.赤灵芝对老年人细胞免疫功能的影响.中华老年医学杂志，1993（5）：298-300.

［3］谢韶琼，廖万清.灵芝多糖对角质形成细胞氧化应激损伤的保护作用.中国皮肤性病学杂志，2006，20（2）：77-79.

（原载:《健康灵芝》2013 年，第 59 期 6 ～ 8 页）

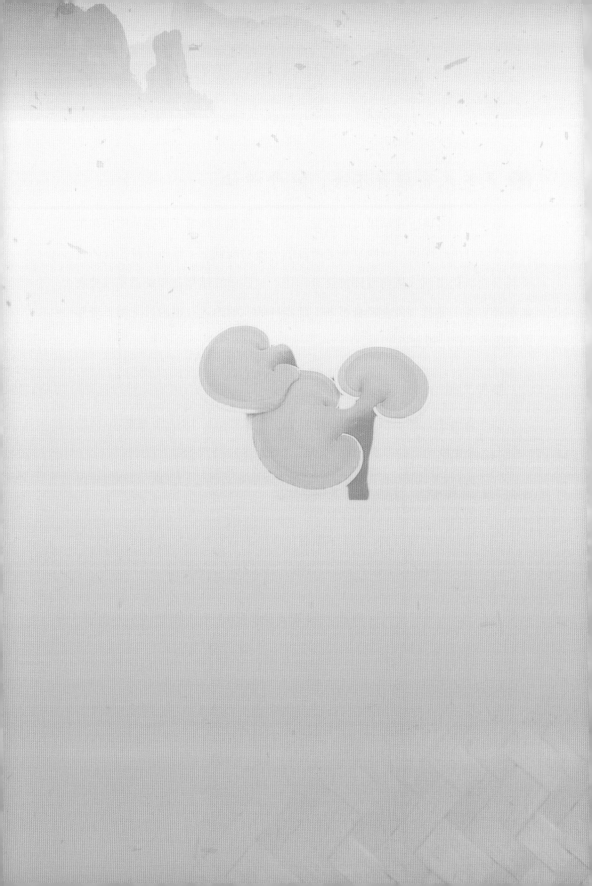

10

漫谈灵芝与护发

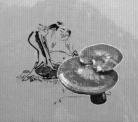

几个月前，《健康灵芝》主编、台湾大学许瑞祥教授邀我为专栏写一篇有关"灵芝与护发"的文章（见图10-1），我觉得这是值得一写的题目，就答应了。

其实，在我国古代，人们就已经知道灵芝的护发作用，如汉代乐府诗《长歌行》中即有描述："仙人骑白鹿，发短耳何长。导我上太华，揽芝获赤幢。来到主人门，

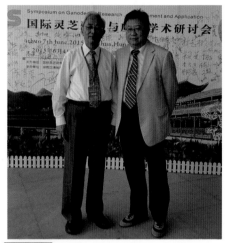

图10-1 作者与许瑞祥教授（右）在2015国际灵芝研发与应用学术研讨会上合影

奉药一玉箱，主人服此药，身体日康强，发白复更黑，延年寿命长。"实际上这就是在讲一个采集、服食灵芝（赤芝）而推迟衰老、使白发重新变黑的故事。

动物实验揭示：灵芝促进毛发生长

20多年前，我们在进行灵芝的药理实验时就发现，给予灵芝提取物的小鼠，其皮毛比不给灵芝的小鼠紧密、光滑。后来在进行灵芝多糖抑制小鼠移植性肿瘤实验时，我们也发现：接种肿瘤的小鼠在给予化疗药物环磷酰胺后，虽能抑制肿瘤生长，但体重减轻，大多数小鼠的皮毛疏松、灰暗无光泽；相对的，另一群接种肿瘤的小鼠给予灵芝多糖，在抑制肿瘤生长的同时，其体重多半不会减轻，而且小鼠的皮毛较密、较光滑。

在灵芝多糖抗衰老的研究中，我们还发现，24月龄老年小鼠与3月龄年轻小鼠比较，前者皮毛疏松、无光泽，甚至脱毛，而后者的皮毛密集、紧贴

皮肤且光滑。不可思议的是，给予灵芝多糖一周后，24月龄老年小鼠的皮毛，竟变得与3月龄的年轻小鼠相近，皮毛变得比较密集，也比较光滑。

从这些研究结果可以看出，灵芝不仅能促进小白鼠皮毛的生长，还能防止小白鼠由衰老或化疗损伤所致的毛发退化。

灵芝促进头发生长，并防止脱发

这些在动物实验中见到的现象，是否也能在服用灵芝的人身上观察到？答案是肯定的。在服用灵芝保健的中老年人群中经常有人诉说，皮肤上的老年斑颜色变浅或消失，脱发处长出了新发，也有人头上的白发减少、黑发增加了。

我们系（北京大学医学部药理系）的老主任已年过八旬，多年来一直坚持服用灵芝保健，前不久他告诉我，原已变秃的头顶上长出了不少新的头发，有些还是黑发。

灵芝辅助化疗治疗肿瘤时，可明显减轻化疗药引起的脱发，这已为医者和患者所共识。我曾见到两名女性肺癌患者同住一间病房，化疗方案相同，均是用卡铂联合吉西他滨；不同的是，其中一位患者自己加服灵芝辅助治疗。几个疗程过后，单纯化疗的患者被迫戴上帽子遮盖脱发，而加服灵芝的患者很少脱发，自然就不需用帽子来遮掩了。

我在《灵芝：从神奇到科学》（北京大学医学出版社，2008）一书中，也介绍了薄盖灵芝（*Ganoderma Capense*）制剂治疗脱发的疗效。该报告总结斑秃232例（其中斑秃204人，全秃28人），每日皮下注射薄盖灵芝注射液2支，或口服薄盖灵芝片，每次4片，一日3次。两种制剂可单用，亦可交替使用，疗程2～4个月。疗程结束后，脱发完全长出并掺杂少数白发者70例；

脱发长出 60% 以上者 51 例；脱发长出 20% 以上者 62 例；无效，即无毛发长出者 49 例；总有效率达 78.88%。

灵芝的护发作用是如何产生的？

虽然目前科学上仍无直接研究证据，但推测上述灵芝促进毛发生长、减轻化疗或衰老所致脱发等作用可能与以下机制有关：

其一，根据衰老的 DNA 损伤学说，衰老时细胞的 DNA 合成障碍，会影响皮肤及附属组织的 DNA 合成，使皮肤老化、毛发生长受阻或脱落。我们发现灵芝多糖可增强 24 月龄老年小鼠的 DNA 多聚酶活性，促进细胞的 DNA 合成。因此，灵芝多糖有可能通过促进皮肤及其附属组织的 DNA 合成，发挥生发作用。

其二，衰老的自由基产生学说指出，脂质过氧化反应及过量自由基的产生，可导致细胞、组织和器官衰老。自由基是细胞代谢过程中产生的活性物质，它能诱导氧化反应，使生物细胞膜中多种不饱和脂类发生超氧化变性，形成脂质过氧化物，引起细胞结构和功能的改变，导致器官组织的损伤。在正常状态下，体内氧自由基的产生与清除处于动态平衡之中，所产生的自由基，是可以为生物所利用的。但如果自由基产生过多或清除减少，大量的自由基必然对生物体的器官和组织造成损伤。

研究指出，灵芝的抗氧化与清除自由基作用，与其推迟衰老作用有关。脱发、白发均为衰老的表现，因此灵芝促进毛发生长、减轻衰老所导致的脱发，以及使白发变黑的作用，可能与其抗氧化与清除自由基作用有关。

（原载:《健康灵芝》2011 年，第 53 期 2～3 页）

11

灵芝调节血脂，保护
心脑血管

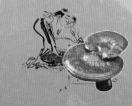

陈立夫先生妙论胆固醇

1994 年我第一次赴台湾参加两岸中药研究会议时，时年九十六岁的台湾知名人士陈立夫先生宴请大陆学者。我们在同一桌用餐，我见他很喜欢吃炒肝尖，就问他："猪肝的胆固醇含量很高，您不怕胆固醇增高吗？"他答道："胆固醇高固然不好，但胆固醇太低也不行。"接着他还谈了胆固醇在体内的作用，并告诉大家，"一个月吃一两次炒猪肝解馋，没问题！"我十分佩服这位长寿长者的见解，他用浅显的语言说明了体内脂质的调节与平衡以及膳食养生的真谛（图 11-1）。

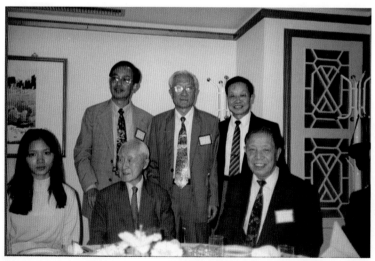

图 11-1 陈立夫先生（前中）对于"胆固醇过与不及都不好"的妙论，令笔者（后排左一）印象深刻。此张照片摄于 1994 年，于台北

体内脂质的调节与平衡

人体的脂质来源有"内源性"和"外源性"两种，前者由细胞自行合成，后者由饮食中摄取。当外源性脂质摄入过多时，细胞合成脂质的量就会减少，同时脂质的代谢、排泄也会增加，以维持体内脂质平衡；当外源性脂质摄入过少时，上述的作用机制即会反向调节。

当饮食中脂质过多，或人体代谢、排泄脂质的能力降低时，体内脂质平衡被打破，即产生"高脂血症"。此时血清总胆固醇（TC）、三酰甘油（TG）、低密度脂蛋白胆固醇（LDL-C）会超过正常值，高密度脂蛋白胆固醇（HDL-C）则低于正常值。

LDL-C 在体内可被胆固醇氧化酶或超氧阴离子氧化成"氧化型低密度脂蛋白胆固醇"，后者具有很强的致动脉粥样硬化作用，因此 LDL-C 水平增高是心血管疾病的高危险因素之一，俗称其为"坏胆固醇"；HDL-C 则可把过量的胆固醇从身体各部位转运到肝，进行代谢，发挥抗动脉粥样硬化的作用，俗称"好胆固醇"。所以防治高脂血症的重点就在于降低过高的"坏胆固醇"、提高过低的"好胆固醇"，进而调节血脂平衡。

高脂血症可通过合理的膳食、适当的体育运动，以及应用抗高脂血症药物（如洛伐他汀、阿托伐他汀等）进行治疗。

灵芝防治高脂血症的疗效特点

20 世纪 70 年代以来，我国即有许多灵芝治疗高脂血症的临床研究报告。综合这些报告的结果，灵芝防治高脂血症的疗效有以下几个特点：

（1）灵芝制剂可降低血清总胆固醇、三酰甘油和 LDL-C，也可升高 HDL-C。

（2）灵芝制剂治疗高脂血症的疗效，与病情轻重、用药剂量及疗程长短有关。一般而言，病情为轻、中度患者，以及剂量较大、疗程较长者，疗效较好。

（3）灵芝制剂与常规的降血脂药合用，有协同作用，可相互增强疗效。

（4）灵芝制剂还能降低全血黏度和血浆黏度，改善血液流变学障碍。

（5）常用的化学合成的抗高脂血症药容易引起肝损伤，由于灵芝有保肝作用，合用时可防止或减轻这些药物损伤肝的副作用。

灵芝联合枸杞治疗高脂血症

邢家骝等（2004）观察灵芝调脂灵对 160 例高脂血症患者的降脂疗效[1]。患者中男 111 例，女 49 例；年龄 37 ～ 86 岁，平均 58 岁；合并冠心病 19 例，高血压病 20 例，高血压伴冠心病 4 例，单纯高脂血症 117 例；均诊断高脂血症半年以上，经饮食控制、适度运动及服用降血脂药物，血脂仍超过正常。

受试者每次服用灵芝调脂灵（主要由赤芝辅以枸杞制成）50ml，每日 2 次，1 个月为一疗程，多数服用两个疗程，疗效判定按中国卫生部（现国家卫生和计划生育委员会）1993 年颁布的降脂新药（西药）的疗效标准进行。结果：对 160 例高脂血症患者，灵芝调脂灵降低血清总胆固醇、LDL-C 和三酰甘油的总有效率分别为 71.4%、71.4% 和 48.4%，升高 HDL-C 的总有效率为 82.5%，部分患者同时还有降血压、降血糖和降谷丙转氨酶（ALT）的作用。

该研究还对其中的 45 例患者进行临床随访观察，结果如下：45 例随访患者在服用灵芝调脂灵后，血清总胆固醇、LDL-C 和三酰甘油明显降低，HDL-C 明显升高（图 11-2），未发现其对血尿常规、血糖、ALT、肌酐、尿素氮、尿酸和心电图有不良影响。在合并高血压的 13 名患者中，有 3 人血压降至正常，其中 1 例由 170/110mmHg 降至 115/70mmHg，而停用降压西药；另 1 例由 180/96mmHg 降至 160/84mmHg；第 3 例由 165/94mmHg 降至 130/80mmHg。

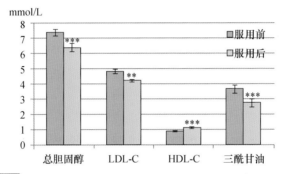

图 11-2　高脂血症患者服用灵芝调脂灵前后血脂的变化（45 例）

$\bar{x}\pm s$；与服用前比较，$**\,P < 0.01$，$***\,P < 0.001$

　　另有 1 例脂肪肝患者，4 年来 ALT 一直大于 80U/L，在服用灵芝调脂灵 1.5 个月后，ALT 降为 68U/L，3 个月后降至 56U/L。还有 1 例高脂血症合并 2 型糖尿病患者，服用灵芝调脂灵 36 天后，空腹血糖由 7.1mmol/L 降至 3.9mmol/L。

　　黄卫祖和景爱萍（2007）也证明，灵芝调脂灵口服液可显著降低高脂血症患者的血清总胆固醇与三酰甘油[2]。给 30 例高脂血症患者服用灵芝调脂灵口服液，每次 20ml，一日 2 次，疗程 3 个月。按中国卫生部 1993 年颁布的降脂新药（西药）的疗效标准评价疗效，显效：总胆固醇下降≥20%，三酰甘油下降≥40%；有效：总胆固醇下降>10%且<20%，三酰甘油下降>20%且<40%；无效：未达有效标准。

结果：服用3个月后，降低总胆固醇的总有效率（显效＋有效）为76.7%，降低三酰甘油的总有效率为73.4%。此外，服用灵芝调脂灵后，患者胸闷、气短、头晕、头痛、神疲乏力、失眠和食欲差等症状，都有明显的缓解与改善。

有1例高脂血症合并糖尿病史6年以上的患者，空腹血糖值为11.0～16.0mmol/L，服用降血糖药物（非诺贝特）降血糖效果不明显，加服灵芝调脂灵2个月后，空腹血糖降至7.0mmol/L；停用降血糖药物3个月后，血糖仍维持在6.1mmol/L以下。

有2例高脂血症合并高血压患者，在服用原降压药的基础上加服灵芝调脂灵后，血压降至正常。其中一例患者血压由170/110mmHg降至120/84mmHg；另一例患者单服降压药时，血压176/96mmHg，加用灵芝调脂灵2个月后，血压降至160/84mmHg。还有4例合并脂肪肝患者，在服用灵芝调脂灵3个月后，其中2例脂肪肝消失，另2例减轻。

灵芝调节血脂的作用机制

药理实验证明，灵芝及其所含的多糖，可降低高脂血症大鼠的血清胆固醇、LDL-C及肝脏中的三酰甘油含量，同时还可提高血清HDL-C，并明显提高血清谷胱甘肽过氧化物酶（GSH-Px）和超氧化物歧化酶（SOD）的活性，降低血清脂质过氧化产物（LPO）的浓度，证明灵芝多糖能调节大鼠高脂血症的脂质代谢，并增强抗脂质过氧化的作用。

　　细胞分子生物学研究结果还证明，灵芝能显著抑制 LDL-C 氧化，减轻由氧化型 LDL-C 和人类糖化白蛋白诱导的单核细胞对血管内皮细胞的黏附作用。灵芝明显抑制氧化型 LDL-C 与人类糖化白蛋白诱导的内皮细胞表面细胞间黏附分子 -1（ICAM-1）和血管细胞黏附分子 -1（VCAM-1）的表达，并因此影响单核细胞–内皮细胞的相互作用，从而防止动脉硬化的形成。灵芝调节血脂是其保护心脑血管作用的基础。

　　此外，灵芝所含的三萜类可抑制胆固醇吸收，并能抑制人体胆固醇合成过程中必需的限速酶——3- 羟基 -3- 甲基戊二酸单酰辅酶 A（HMG-CoA 还原酶），进而抑制胆固醇的合成，从而使血清胆固醇降低。

参考文献

［1］邢家骝，惠汝太，边延涛，等 . 调脂灵治疗高脂血症的临床和实验研究 . 中国中医药信息杂志，2004，11（11）：958-960.

［2］黄卫祖，景爱萍 . 灵芝调脂灵口服液治疗高脂血症疗效观察（附 30例报告）. 中国医药，2007，2（4）：211-212.

（原载：《健康灵芝》2014 年，第 62 期 2～4 页）

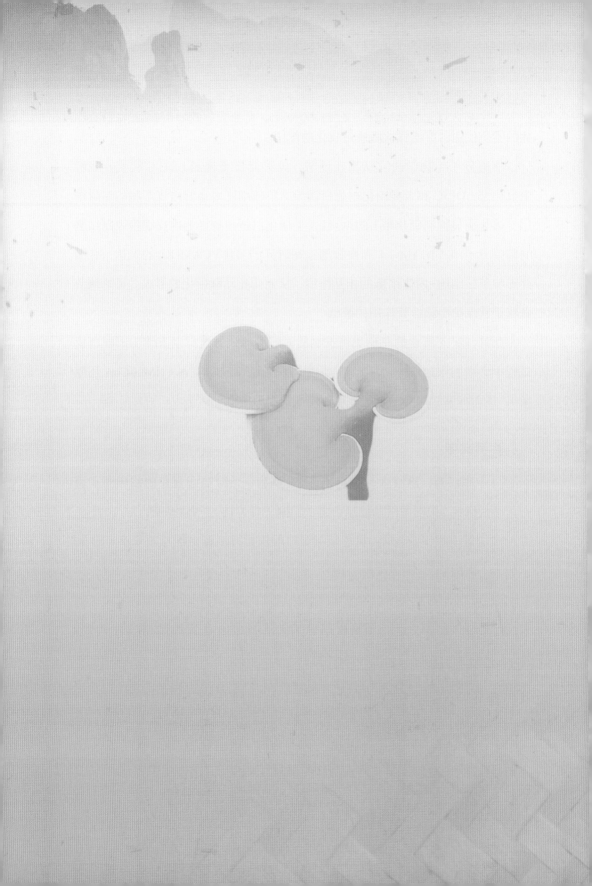

12

灵芝的「扶正固本」作用在防治糖尿病中的意义

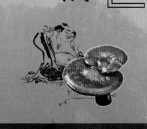

2003 年，上海华东医院进行了 200 例某品牌灵芝胶囊辅助治疗糖尿病的研究，其中 100 例是单独用降血糖药，另 100 例在用降血糖药的基础上再加灵芝胶囊。结果发现，灵芝胶囊＋降血糖药组的降血糖作用明显增加，改善糖尿病患者的乏力、腰酸、腿软等症状也明显优于单用降血糖药组。

这些都说明灵芝对糖尿病有一定疗效。那么，为什么有效呢？我们实验室有两个博士生在研究这方面课题，发现灵芝对实验性糖尿病动物确实有降血糖作用，还可以升高血清胰岛素水平。

灵芝能调节血糖

在灵芝对糖尿病的疗效机制研究中，我们还是按照稳态调节的思路，首先考虑的是整体作用。糖尿病时血糖是高了，但我们不能只考虑降血糖。大家都知道，正常人的血糖应该是稳定在一个范围，血糖高了不好，血糖低了也不好，太低了还会发生低血糖休克。

人体通过调节来维持血糖正常，体内有很多因素都影响血糖，比如肾上腺素，一种肾上腺髓质分泌的激素，可以升高血糖。

胰岛素是胰岛 β 细胞（B 细胞）分泌的。胰岛除了有 B 细胞，还有 A 细胞和 D 细胞，分别分泌胰高血糖素和生长抑素。胰高血糖素是升高血糖的，生长抑素可抑制胰岛素和胰高血糖素分泌。体内还有肾上腺皮质激素、生长激素，很多都是升血糖的，升血糖和降血糖的激素相互作用，最终如果达到平衡，血糖则可维持在正常水平。

所以，灵芝的降血糖作用除了对胰岛 B 细胞的保护作用及升高胰岛素外，也要考虑它对其他因素的影响。我们证明，灵芝除了升高胰岛素之外，还可以抑制肾上腺素引起的血糖增高，灵芝还拮抗一些免疫学机制引起的血糖升高，这些都说明灵芝可能通过多种机制调节血糖。

灵芝能防止或推迟糖尿病引起的心脑血管合并症

大家知道治疗糖尿病有很多药物，其中很多药的降血糖作用都比较强，既然这样，我们为什么还要研究灵芝？我认为灵芝对糖尿病患者主要的好处不单纯是降血糖或改善症状，而可能是它对糖尿病患者的心血管系统有保护作用，能预防或推迟糖尿病的心血管合并症的发生。

糖尿病患者从发病开始，到出现心血管的合并症，如糖尿病的视网膜血管病变、肾血管病变或者末梢血管病变等，经历 8 ～ 10 年，有的快一点，有的慢一点。糖尿病合并心血管疾病者与没有糖尿病的患者相比，患同样的心血管疾病，前者病情更严重，更难治。

最近，我去美国匹兹堡大学医学中心神经科学系访问时，与美国教授一起讨论，大家一致认为，糖尿病合并心脑血管病患者的特点是：第一，病情重，第二，不好治，第三，容易出意外，如发生脑卒中、心肌梗死等，比较严重。而灵芝对糖尿病患者除了降血糖、维持血糖平衡之外，一个非常重要的作用就是它通过抗氧化清除自由基和降血脂，对心脑血管有保护作用，这对预防糖尿病的合并症是非常重要的。

在临床上，从药物流行病学角度很难观察灵芝对糖尿病合并症是否有效。大家知道，从一个人得糖尿病开始进行干预，要 8 ～ 10 年或更长时间，且至少也要观察数以千万计的患者，才能得出结果，这几乎是不可能的。那么该怎么办呢？至少可以先做一点基础理论研究。

前不久，我给一个博士研究生定了一个研究课题，也是一个难题，让他在糖尿病合并症动物模型和细胞分子水平的研究上，证明灵芝对糖尿病合并症是否有效，争取在 2 ～ 3 年内拿出证据来，现在已经开始这项工作（见文后注）。对于糖尿病来说，用灵芝辅助治疗，一开始是从降血糖、改善症状入手，最终目的是防止或推迟糖尿病引起的心脑血管合并症，这是非常有意义的。

🍄 灵芝能增强糖尿病患者的免疫功能

还要讲一点，糖尿病患者的抗感染能力比常人差，易合并细菌、病毒感染。灵芝可增强患者的免疫功能，因此可预防或减轻感染。

［注：我们已于 2006 年完成此项研究，证明灵芝多糖（GI-PS）对链脲佐菌素（STZ）诱导的糖尿病肾病小鼠有明显的保护作用。近年来还有一些药理研究证明，灵芝对糖尿病动物的视网膜病变、睾丸病变和肾病变有保护作用。］

（原载：《健康灵芝》2004 年 1 月，第 23 期 18 ～ 19 页）

13

灵芝辅助治疗糖尿病，改善糖尿病并发症

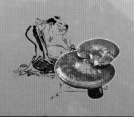

🍄 WHO 发出糖尿病"警报"

2016 年 4 月 6 日，世界卫生组织（WHO）首次发布《全球糖尿病报告》，指出全球糖尿病患者近 40 年增加了 3 倍，其中多数生活在发展中国家。根据这份报告，全球 18 岁以上人群中，1980 年糖尿病患者为 1.08 亿人，2014 年已增加至 4.22 亿人，占全球总人口的 8.5%。

糖尿病的并发症可导致心脏病发作、卒中、失明、肾衰竭和下肢截肢。据统计，糖尿病患者的下肢截肢率为正常人的 10～20 倍。2012 年，糖尿病直接导致 150 万人死亡。另外，与高血糖相关的心血管和其他疾病致死人数则达到 220 万。WHO 预测，至 2030 年，糖尿病将成为人类第七大致死病因。

糖尿病是可以预防和控制的。想要有效遏制糖尿病蔓延，必须做到"健康饮食，积极运动，避免超重"。肥胖是导致 2 型糖尿病的"最危险因素"，但控制肥胖的努力"迄今并不成功"。2014 年，全球成年人中，体重超重者超过 1/3，肥胖人群比例超过 1/10。WHO 建议成年人每周至少需要 150 分钟中等强度运动，如散步、慢跑。然而一份 2010 年的数据却显示，近 1/4 成年人每周运动量达不到最低建议值，其中女性运动时间比男性更少。

合理使用药物控制患者血糖，早期发现并积极治疗糖尿病并发症，对已发病患者是极为重要的。

🍄 灵芝防治糖尿病并发症的药理研究

2004 年，我为《健康灵芝》撰文"灵芝的'扶正固本'作用在防治糖尿病中的意义"，介绍灵芝多糖有降低实验性糖尿病动物血糖、升高血清胰岛素水平等作用，并在文中指出，"灵芝对糖尿病患者的主要好处不单纯是降血糖或改善症状，而可能是它对糖尿患者的心血管系统有保护作用，能预防或延迟糖尿病心血管合并症的发生"。

该文中所提及的"灵芝对糖尿病并发症影响"的研究课题，已于 2006 年完成。结果显示，灵芝多糖（Gl-PS）在降血糖的同时，不仅可明显改善小鼠肾功能和肾脏的病理组织学改变，降低肾指数，缩小肿胀增生的肾小球面积，还能使肾小球系膜指数降低，甚至对糖尿病肾病小鼠肾脏过高表达的转化生长因子 - β1（TGF-β1）也有显著降低作用[1]。这一结果证明了我们的推测，灵芝对小鼠糖尿病肾病有明显的保护作用。

随后我们还发现，以手术方式给链脲佐菌素诱导的糖尿病小鼠造成皮肤创伤后，每日灌胃 Gl-PS 可促进小鼠伤口愈合及血管新生，并证明这一作用可能与 Gl-PS 抑制糖尿病小鼠皮肤的锰超氧化物歧化酶（MnSOD）硝化，增强 MnSOD、谷胱甘肽过氧化物酶（GSH-Px）活性，以及抑制氧化还原酶 P66ShC 表达和磷酸化有关[2]。

近十余年来，国内外发表了上百篇灵芝与糖尿病相关的论文，包括：灵芝及其有效成分降血糖作用的细胞分子机制研究，灵芝与降血糖药的协同作用研究，以及灵芝防治糖尿病并发症的研究等等。这些研究进一步补充、证实了我们对于灵芝预防糖尿病并发症的论述。

糖尿病肾病

灵芝多糖、灵芝孢子粉、复方灵芝健肾汤（含灵芝、川芎各 90g，黄芪、虫草精各 60g）对"链脲佐菌素＋高脂饮食"诱发的实验性糖尿病肾病都有保护作用。

灵芝多糖可使糖尿病肾病大鼠血清尿素氮、肌酐和尿蛋白明显降低；肾皮质氧化产物丙二醛（MDA）明显降低，超氧化物歧化酶（SOD）活性明显升高；肾皮质细胞凋亡率明显降低，过高表达的转化生长因子-β1（TGF-β1）明显降低[3]。

灵芝孢子对"链脲佐菌素＋高脂高糖饮食"诱发的糖尿病大鼠肾线粒体脂质过氧化有较好的拮抗作用，可使线粒体琥珀酸脱氢酶（SDH）、SOD、GSH-Px 活性显著升高，MDA 显著降低，减轻氧自由基介导的线粒体膜结构与功能的损伤，减轻脂质过氧化和自由基对糖尿病大鼠肾细胞线粒体的损伤，从而保护肾脏[4]。

以灵芝健肾汤治疗链脲佐菌素诱发的大鼠糖尿病肾病，除了有类似上述的保护作用外，还能显著降低大鼠糖尿病肾病时增高的肾血管紧张素原（AGT）和胰岛素样生长因子-1（IGF-1）的表达，并减少尿中 AGT 和 IGF-1水平[5]。

糖尿病心血管病变

灵芝多糖在降低"链脲佐菌素＋高脂饮食"诱发的糖尿病大鼠血糖之时，也可使大鼠心脏 VG 染色血管周围和间质胶原明显减少，心肌组织中羟脯氨酸含量下降，心肌交联程度得到明显改善，血清中晚期糖基化终末产物（AGE）含量降低，心肌和血清中过氧化氢酶（CAT）和 GSH-Px 活性显著增强，并因此减轻、延缓糖尿病心肌纤维化并发症及其进程[6]。

灵芝多糖还可通过下调糖尿病大鼠主动脉 AGE 及糖基化终末产物特异性受体（RAGE）的表达，从而对糖尿病大鼠主动脉起到保护作用[7]。

另有研究指出，脱脂米糠固体培养的灵芝菌丝在形成子实体前，连同培养基一同用水提取，其提取物（MAK）具有抗氧化和神经保护作用。该研究以结扎单侧颈总动脉诱发缺氧／缺血的 KKAy 2 型糖尿病小鼠进行实验，经组织化学检测显示，MAK 可显著减轻缺氧／缺血引起的神经功能缺陷，减少脑梗死面积，抑制超氧化物产生以及神经元细胞死亡。

进一步分析发现，MAK 在抑制大脑皮质缺血区空泡形成的同时，可见细胞凋亡蛋白酶 -3 阳性细胞减少。此外，MAK 还能抑制坏死性凋亡的关键分子"受体相互作用蛋白激酶 3（RIP3）"基因和蛋白质表达。此结果表明，MAK 可通过抵抗凋亡和坏死性凋亡所致的细胞死亡，减轻糖尿病小鼠缺氧／缺血引起的脑缺血性损伤[8]。

糖尿病睾丸损伤

在"链脲佐菌素＋高脂饮食"诱发的 2 型糖尿病大鼠睾丸组织中，睾酮水平、SOD、GSH-Px 活性均降低，MDA 含量增高，灵芝孢子粉则可使之明显恢复[9]。

另一个研究也证实，灵芝孢子粉在明显降低血清胰岛素水平、增高血清睾酮水平的同时，可显著降低"链脲佐菌素＋高脂饮食"诱发的 2 型糖尿病大鼠睾丸组织中黄嘌呤氧化酶（XOD）、髓过氧化物酶（MPO）水平，并显著增高线粒体琥珀酸脱氢酶（SDH）水平。

其组织病理学检查结果可见，糖尿病模型大鼠生精小管层次不清，精子生成量减少或消失，管腔不规则，腔周围纤维组织（间质）增生，基膜增厚，血管壁纤维组织样增生硬化。而给予灵芝孢子粉的糖尿病大鼠，其生精小管层次比较清晰，管腔规则，有大量精子生成，间质无增生，血管基膜增生硬化不明显。这表示灵芝孢子粉能减少自由基对睾丸组织的损伤，提高 SDH 活性，从而对糖尿病大鼠睾丸组织发挥保护作用[10]。

糖尿病创伤愈合

继我们发现灵芝多糖（Gl-PS）可促进小鼠伤口愈合及血管新生之后，亦有报告证明，局部应用 10% 的灵芝（*G.lucidum*）热水提取物与水性乳膏的混合物，可促进链脲佐菌素诱导的糖尿病大鼠伤口愈合。

使用灵芝热水提取物与水性乳膏混合物组的糖尿病大鼠，其血清抗氧化活性明显升高，终末氧化蛋白产物（AOPP）和脂质过氧化产物（LPO）显著减少，表明灵芝热水提取物可能通过抗氧化应激，促进糖尿病大鼠伤口愈合[11]。

糖尿病视网膜病变

灵芝孢子粉能降低"链脲佐菌素＋高脂饮食"诱发的糖尿病大鼠视网膜中 MDA 含量，提高视网膜中 SOD 活性，增加血清中一氧化氮（NO）和一氧化氮合成酶（NOS）水平。表明灵芝孢子粉能增强糖尿病大鼠的抗氧化能力，减轻视网膜的氧化损伤，从而对糖尿病视网膜病变起一定保护作用[12]。

灵芝防治糖尿病及其并发症的最新临床研究

在 2015 年出版的《灵芝的现代研究》（第 4 版）一书中，我曾介绍灵芝单用或辅助降血糖药治疗糖尿病的临床研究，初步证明灵芝可降低糖尿病患者的血糖，并改善相关症状。几个最新临床研究结果如下。

灵芝颗粒辅助治疗糖尿病

一项研究观察灵芝颗粒对 2 型糖尿病患者糖类代谢、胰岛素敏感性及氧化应激水平的影响。75 例 2 型糖尿病患者，被随机分为两组：灵芝组 47 例，在常规治疗基础上加用灵芝颗粒（每包 10g，每日 1 包）；对照组 28 例，在常规治疗基础上加用安慰剂颗粒。

治疗 8 周后发现，灵芝组患者治疗后的餐后血糖、糖化血清白蛋白、胰岛素抵抗指数（HOMA-IR）、SOD 及 MDA 均有明显改善，其中在餐后血糖、HOMA-IR 及 MDA 的下降情况，更是显著优于对照组（表 13-1 ～ 表 13-3）。

表 13-1　治疗前后两组 2 型糖尿病患者空腹血糖、餐后 2h 血糖、糖化血清白蛋白的比较（$\bar{x}\pm s$）

组别	例数	空腹血糖 （mmol/L）	餐后 2h 血糖 （mmol/L）	糖化血清白蛋白 （%）
对照组治疗前	28	7.41±1.80	10.46±2.94	18.35±2.80
治疗后	28	7.95±2.53	11.54±4.13	18.02±3.05
灵芝组治疗前	47	7.90±2.44	11.19±4.45	18.84±4.17
治疗后	47	7.31±2.08	9.24±3.66**△△	16.86±2.81**

注：与治疗前比较，**$P < 0.01$；与对照组比较，△△$P < 0.01$

表 13-2　治疗前后两组 2 型糖尿病患者空腹胰岛素、C 肽、HOMA-IR 的比较（$\bar{x}\pm s$）

组别	例数	空腹胰岛素（μIU/ml）	C 肽（pmol/L）	HOMA-IR
对照组治疗前	28	12.89±4.34	179.62±54.04	4.17±1.62
治疗后	28	12.46±3.82	168.61±41.68	4.40±2.17
灵芝组治疗前	47	13.15±6.30	186.00±52.74	4.88±3.85
治疗后	47	10.21±4.10** △	156.06±47.57**	3.23±17** △

注：与治疗前比较，**$P < 0.01$；与对照组比较，△$P < 0.05$

表 13-3　治疗前后两组 2 型糖尿病患者 SOD、MDA 的比较（$\bar{x}\pm s$）

组别	例数	SOD（U/ml）	MDA（mmol/L）
对照组治疗前	28	71.70±16.03	3.82±0.91
治疗后	28	70.41±11.13	3.53±0.74*
灵芝组治疗前	47	74.95±16.90	3.89±1.17
治疗后	47	66.40±15.62*	3.12±0.89** △

注：与治疗前比较，*$P < 0.05$，**$P < 0.01$；与对照组比较，△$P < 0.05$

此结果表明，灵芝颗粒能有效改善 2 型糖尿病患者的糖代谢、胰岛素敏感性和氧化应激水平[13]。

复方灵芝健肾汤辅助治疗糖尿病肾病

为观察复方灵芝健肾汤对早期糖尿病肾病的疗效，将 48 例早期肾病患者随机分为灵芝组 26 例，对照组 22 例，两组均用缬沙坦（Valsartan）为基础的常规西医综合治疗，灵芝组再加用复方灵芝健肾汤（灵芝、川芎各 90g，黄芪、虫草精各 60g，水煎取汁 200ml，分早晚服用），疗程为 12 周。

结果：治疗后灵芝组和对照组总有效率分别为 87.5% 和 68.2%，灵芝组显著高于对照组（$P < 0.01$），但两组血糖差异无统计学意义。两组尿液血管紧张素原（AGT）、胰岛素样生长因子 -1（IGF-1）及尿微量白蛋白排泄率（UAER）

均较治疗前下降，与对照组比较，灵芝组的下降程度更为显著（表 13-4）。相关分析显示 UAER 与尿液 AGT、IGF-1 水平均呈正相关（$P < 0.01$），这说明复方灵芝健肾汤能够显著提高早期糖尿病肾病患者常规治疗的疗效，其机制可能与降低尿液 AGT 及 IGF-1 水平有关[14]。

表 13-4 两组早期糖尿病肾病患者治疗前后尿液 UAER、AGT、IGF-1 的比较

组别	例数	UAER（μg/min）		AGT（μg/g）		IGF-1（μg/L）	
		治疗前	治疗后	治疗前	治疗后	治疗前	治疗后
对照组	22	136.39± 34.83	98.08± 17.93	83.78± 7.29	64.83± 8.57	14.42± 0.96	10.47± 1.49
灵芝组	24	134.58± 29.15	78.86± 17.49***	83.41± 9.45	57.20± 8.03*	14.35± 1.33	7.98± 1.27***

注：与对照组治疗后比较，$*P < 0.05$，$***P < 0.001$

灵芝健肾胶囊辅助治疗糖尿病肾病

为探讨灵芝健肾胶囊（主要成分为灵芝、黄芪、川芎，每粒含生药 0.25g）治疗早期糖尿病肾病的临床效果，将早期糖尿病肾病患者 68 例随机分成两组，两组患者均采用格列喹酮（一次 30mg，每日 2 次）或注射胰岛素作为基础治疗。对照组（34 例）加用贝那普利（Benazepril）治疗，每日 10mg；观察组（34 例）加用灵芝健肾胶囊治疗，一次 4 粒，一日 3 次。30 日为一个疗程，所有病例均用药 2 个疗程。

比较两组患者的疗效：主要症状（口干多饮、容易饥饿、尿量增加、身体乏力、体形消瘦）改善，观察组总有效率 82.35%，显著高于对照组的 67.65%（$P<0.05$）；观察组患者血流动力学指标的改善幅度亦明显优于对照组（表 13-5）。可见灵芝健肾胶囊可改善早期糖尿病肾病患者的临床症状和

血流动力学变化[15]。

表 13-5	两组早期糖尿病肾病患者治疗前后血流动力学情况				
组别	时间	全血高切黏度（mPa/s）	全血低切黏度（mPa/s）	血浆比黏度（mPa/s）	纤维蛋白原（g）
对照组	治疗前	7.88±1.12	10.76±1.20	1.95±0.31	4.62±0.69
	治疗后	7.65±1.07	10.20±1.12	1.98±0.29	4.57±0.70
观察组	治疗前	7.88±1.08	10.77±1.22	2.08±0.36	4.80±0.74
	治疗后	6.14±0.80*	8.50±1.07*	1.17±0.20*	3.10±0.60*

注：与治疗前比较，$*P < 0.05$

　　另一临床报告观察灵芝健肾胶囊对糖尿病肾病患者血脂、血流动力学的影响。将 62 例脾肾两虚夹瘀型糖尿病肾病患者随机分为两组。两组均口服格列喹酮（糖适平）（或加用胰岛素）控制血糖，对照组（30 例）同时口服贝那普利 10mg，每日 1 次。灵芝组（32 例）在对照组基础上加服灵芝健肾胶囊，一次 4 粒，每日 3 次。两组均连续用药 2 个月后评估疗效。结果：两组患者中医症状、体征在治疗后较治疗前明显改善，且灵芝组较对照组改善更为显著。灵芝组全血高切黏度、全血低切黏度、血浆比黏度、纤维蛋白原明显降低，与治疗前相比较有显著性差异，与对照组比较，也有显著性差异。灵芝组患者治疗后总胆固醇（TC）、三酰甘油（TG）、尿微量白蛋白排泄率（UAER）较治疗前均显著降低，且明显优于对照组[16]。

薄芝糖肽注射液辅助治疗糖尿病足

　　糖尿病足患者 76 例，均符合 WHO 制定的糖尿病足诊断标准。男 47

例，女 29 例，平均年龄（49.7±10.6）岁，平均病程（4.6±2.4）年，平均空腹血糖（16.4±5.4）mmol/L。分为观察组和对照组，每组各 38 例。对照组采用胰岛素制剂控制血糖，用抗生素进行抗感染治疗，对患者脓肿及坏疽部位进行清创引流，每天换药，防止出现交叉感染或院内感染。薄芝组则在对照组的治疗基础上加用薄芝糖肽注射液，每次 4ml，隔日一次，1 个月为一疗程。

根据治疗前、后患者发凉怕冷、疼痛麻木、间歇性跛行及溃疡坏疽 4 种临床症状的变化判断疗效。显效：创面愈合面积在 80% 以上，且临床自觉症状消失或基本消失；有效：创面愈合面积为 40% ～ 80%，且自觉症状有明显改善；无效：未见明显改善，甚至出现加重的现象。

结果，薄芝组显效 71.05%、有效 23.68%、无效 5.26%，总有效率为 94.74%；对照组显效 13.16%、有效 28.95%、无效 57.89%，总有效率为 42.11%。两组间有显著差异（$P<0.05$）。结果表明，薄芝糖肽注射液可改善糖尿病足症状，促进伤口愈合[17]。

灵芝给 WHO 防治糖尿病加分

从上述灵芝对糖尿病的药理和临床研究结果来看，灵芝在辅助常规治疗、增强降血糖药的作用、改善患者症状、延缓或减轻糖尿病并发症等各方面，确实有其独到之处。灵芝的这一效果，与其多靶点的药理作用和稳态调节有关，并因此能抵抗高血糖、高血脂对心血管系统的损害，防止糖尿病的心血管并发症，如上述的糖尿病肾病、足病。

几个复方灵芝制剂治疗糖尿病并发症的疗效也告诉我们，要重视灵芝与其他中药搭配应用，以提高临床疗效。"灵芝健肾汤（胶囊）"中，黄芪、冬虫草精均有肾脏保护作用，川芎则可改善血液循环，与灵芝协同，相辅相成。

灵芝防治糖尿病及其并发症的大量研究结果使我深信，灵芝的合理应用，能给 WHO 防治糖尿病加分。

参考文献

［1］He CY，Li WD，Guo SX，et al. Effect of polysaccharides from *Ganoderma lucidum* on streptozotocin-induced diabetic nephropathy in mice. J Asian Nat Prod Res，2006，8（8）：705-711.

［2］Tie L，Yang H Q，An Y，et al. *Ganoderma lucidum* polysaccharide accelerates refractory wound healing by inhibition of mitochondrial oxidative stress in type 1 diabetes. Cell Physiol Biochem，2012，29（3-4）：583-594.

［3］袁荣高，杨留才，刘德军，等．灵芝多糖对糖尿病大鼠肾脏保护作用机制研究．医药导报，2014，33（2）：144-148.

［4］刘莹，王淑秋，康玉明，等．灵芝孢子对 2 型糖尿病大鼠模型肾脏线粒体氧自由基损伤的保护作用．中国老年学杂志，2008，28：634-636.

［5］卢鹏，吴玉梅．复方灵芝健肾汤对糖尿病大鼠肾脏及尿 AGT 和 IGF-1 表达的影响．上海中医药杂志，2015，49（3）：80-84.

［6］郑丽．灵芝多糖对糖尿病大鼠心肌纤维化的保护作用．中国医院药学杂志，2011，30（20）：1706-1710.

［7］陈杨，乔进，罗佳，等．灵芝多糖对 2 型糖尿病大鼠胸主动脉 AGEs 及其受体的影响．中国中药杂志，2011，36（5）：624-627.

［8］Xuan M，Okazaki M，Iwata N，et al. Chronic treatment with a water-soluble extract from the culture medium of *Ganoderma lucidum* mycelia prevents apoptosis and necroptosis in hypoxia/ ischemia-induced injury of type 2 diabetic mouse brain. Evidence-Based Complementary and Alternative Medicine，2015，2015：1-16.

［9］仲丽丽，王淑秋，张维嘉 . 灵芝孢子粉对 2 型糖尿病大鼠睾丸损伤活性氧机制的探讨 . 黑龙江医药科学，2006，29（4）：1-3.

［10］王淑秋，秦文波，康玉明，等 . 糖尿病大鼠睾丸组织黄嘌呤氧化酶、髓过氧化物酶和线粒体琥珀酸脱氢酶的变化和灵芝孢子粉的干预 . 中华男科学杂志，2008，14（9）：792-796.

［11］Cheng P G，Phan C W，Sabaratnam V，et al. Polysaccharides-Rich Extract of *Ganoderma lucidum*（M.A. Curtis：Fr.）P. Karst Accelerates Wound Healing in Streptozotocin-Induced Diabetic Rats. Evidence-Based Complementary and Alternative Medicine，2013，6：671252-671252.

［12］袁燕侠，王淑秋 . 灵芝孢子粉在早期糖尿病大鼠视网膜抗氧化反应中的作用 . 中华中医药学刊，2008，26（3）：637-638.

［13］何燕铭，杨宏杰，郑敏，等 . 灵芝颗粒对 2 型糖尿病患者胰岛素敏感性及氧化应激的干预作用 . 辽宁中医杂志，2015，42（1）：30-32.

［14］刘晓利，吴玉梅 . 复方灵芝健肾汤对早期糖尿病肾病患者尿液 AGT 及 IGF-1 的影响 . 陕西中医，2016，37（3）：281-283.

［15］尹秀英 . 灵芝健肾胶囊治疗早期糖尿病肾病 34 例 . 中国中医药现代远程教育，2015，13（22）：45-46.

［16］屈岭，王祥生，曹爱国．灵芝健肾胶囊对糖尿病肾病血脂和血流动力学的影响．甘肃中医，2011，24（1）：28-30.

［17］李圣海，吴红霞．薄芝糖肽注射液治疗糖尿病足临床疗效分析．海南医学院学报，2011，17（10）：1333-1334.

（原载:《健康灵芝》2016 年，第 70 期 2～7 页）

14

灵芝保肝作用的研究
与临床应用

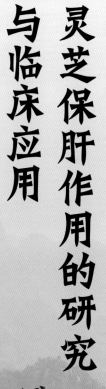

药理研究发现灵芝的保肝作用及其机制

灵芝保肝作用的发现

早在 20 世纪 70 年代初，我们在研究灵芝子实体制剂的药理作用时，就发现灵芝子实体酒精提取物，能减轻四氯化碳（CCl_4）肝损伤小鼠的肝脏病理组织学损伤程度，并能增强肝损伤小鼠肝脏的解毒功能[1]。

随后一系列药理研究证明，灵芝子实体、菌丝体、孢子粉提取物可明显减轻 CCl_4、dl- 乙硫胺酸（dl-Ethionine）、*D*- 半乳糖胺（*D*-gal）、酒精等引起的小鼠实验性肝损伤，降低谷丙转氨酶（ALT）活性，减轻肝脏的病理组织学损伤程度。灵芝多糖还可预防肝纤维化，避免或减轻一些药物引起的肝损伤。

灵芝三萜——灵芝保肝作用的主要有效成分

灵芝三萜对免疫性肝损伤有保护作用

从灵芝子实体中提取的三萜类化合物，是灵芝保肝作用的重要有效成分。它们除了对 CCl_4 和 *D*- 半乳糖胺引起的肝损伤有明显保护作用外，还对卡介苗（BCG）联合脂多糖（LPS）引起的免疫性肝损伤有明显保护作用。

我们发现，灵芝总三萜（GT）和三萜组成分（GT_2）可明显降低 BCG 联合 LPS 诱发肝损伤小鼠血清 ALT 和肝脏三酰甘油（TG），且 GT_2 的有效剂量明显低于临床常用的保肝药马洛替酯（malotilate）。

"抗氧化"是灵芝三萜保肝作用的重要环节

灵芝三萜类的保肝功效与其抗氧化作用密切相关。灵芝总三萜 GT 在降低因 CCl_4 和 D- 半乳糖胺肝损伤而升高的 ALT 的同时，还会降低脂质过氧化产物丙二醛（MDA）含量，并使肝损伤时降低的肝脏超氧化物歧化酶（SOD）活性和还原型谷胱甘肽（GSH）含量显著升高（图 14-1）[2-3]。

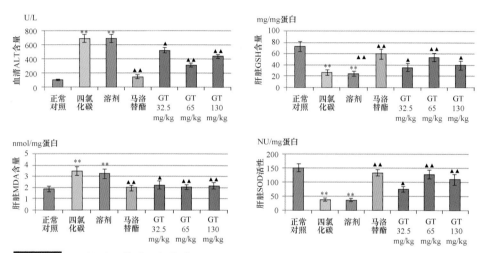

图 14-1 灵芝总三萜对四氯化碳（CCl_4）肝损伤小鼠血清 ALT 及肝脏 MDA、GSH 含量和 SOD 活性的影响

马洛替酯 91mg/kg；$n = 9$，$x \pm s$；与正常对照组比较：** $P < 0.01$；与 CCl_4 组比较：▲ $P < 0.05$，▲▲ $P < 0.01$

灵芝三萜能抑制乙型肝炎病毒复制

灵芝三萜类是否能抑制肝炎病毒？ Li 等（2006）观察了灵芝酸（Ganoderic Acid）在体外的抗乙型肝炎病毒（HBV）活性。

研究采用的 HepG2215 细胞株来源于转染了 HBV-DNA 的人类肝癌

HepG2 细胞株，该细胞株可表达乙型肝炎病毒表面抗原（HBsAg）、乙型肝炎病毒 e 抗原（HBeAg），以及乙型肝炎病毒的结构蛋白，能够稳定地产生乙型肝炎病毒成熟颗粒。

结果显示，灵芝酸可抑制 HBsAg 和 HBeAg 的表达和产生（图 14-2），表示灵芝酸抑制了肝细胞中乙型肝炎病毒的复制，但对肝细胞无毒性[4]。

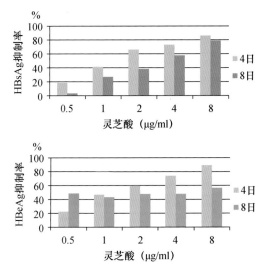

图 14-2　灵芝酸（ganoderic acid）对乙型肝炎病毒抗原的抑制率及对 HepG2215 细胞的毒性发生率

灵芝的免疫调节作用在保肝中扮演重要角色

灵芝的免疫调节作用也参与其防治肝炎的机制。灵芝提取物及其所含的灵芝多糖，均能增强单核巨噬细胞、NK 细胞和 T、B 淋巴细胞的功能，还能促进免疫细胞因子如白细胞介素 2（IL-2）及干扰素 γ（IFN-γ）的合成与释放，并因此纠正肝炎时的免疫功能紊乱，而且能通过免疫细胞和细胞因子

（如 IFN-γ）杀灭肝炎病毒，这是灵芝护肝作用的另一机制。

灵芝对乙型肝炎的临床疗效

20 世纪 70 年代中国即开始用灵芝制剂治疗慢性乙型病毒性肝炎（以下简称慢性乙型肝炎），并进行了疗效的观察，综合各家报道，总有效率为 73.1% ～ 97.0%，显效（包括临床治愈率）为 44.0% ～ 76.5%，其疗效表现为：

主观症状（如乏力、食欲不振、腹胀及肝区疼痛）减轻或消失，肝功能指数（如血清 ALT）恢复正常或降低，肿大的肝、脾恢复正常或有不同程度的缩小，对急性发作期的效果比慢性迁延期好。

临床上灵芝与一些会损害肝脏的药物合用，可避免或减轻药物所致的肝损伤，保护肝脏。

灵芝治疗慢性乙型肝炎

胡娟（2003）等报告灵芝胶囊治疗慢性乙型肝炎患者的疗效。治疗期间，除应用甘草酸二铵（甘利欣）、促肝细胞生长素、葡醛内酯（肝泰乐）等药物之外，均不用其他抗病毒药及免疫调节药。

灵芝胶囊治疗组 86 例，口服灵芝胶囊（每粒含天然灵芝 1.5g），每次 2 粒，一日 3 次；对照组 50 例，口服小柴胡汤冲剂，每次 1 包，一日 3 次。两组均用药 1 ～ 2 个月。

疗效指标：观察临床症状和体征，检测 ALT、血清胆红素（SB）、HBsAg

（阳性代表体内有乙肝病毒存在，但无传染性；阴转表示已痊愈）、HBeAg（阳性表示体内乙肝病毒繁殖快、数量多、感染力强；阴转表示病毒活动力减弱，进入肝炎缓解期）、乙型肝炎病毒核心抗体（抗 -HBc，阳性代表曾感染乙肝病毒，且有抗体产生）。

结果，两组的症状改善有显著差异（表 14-1），而且治疗组肝功能（ALT、SB）恢复正常百分率及 HBsAg、HBeAg、抗 -HBc 阴转率，也都显著高于对照组（图 14-3 和表 14-2）。综合所有实验数据显示，灵芝胶囊用于辅助治疗慢性乙型肝炎有较好的疗效[5]。

表 14-1 两组慢性乙型肝炎患者症状改善有效率比较

改善症状	灵芝治疗组有效率	对照组有效率
食欲转好	94.2%（81/86）	78.0%（39/50）
乏力减轻	93.0%（80/86）	80.0%（40/50）
腹胀消失	92.3%（48/52）	70.0%（28/40）
肝大回缩	45.8%（22/48）	24.2%（8/33）
脾大回缩	42.9%（12/28）	26.3%（5/19）

灵芝联合抗病毒药治疗慢性乙型肝炎

钟建平等（2006）比较抗病毒药拉米夫定（Lamivudine，LAM）联合灵芝与单用 LAM 治疗慢性乙型肝炎的疗效。两组患者的 HBeAg、乙型肝炎病毒相关 DNA 聚合酶（HBV-DNA）均为阳性，ALT 较正常上限升高 2~3 倍、总胆红素（SB）小于 3 倍正常上限。

此实验受试者排除：①重叠感染其他型病毒肝炎（HAV、HCV、HEV、

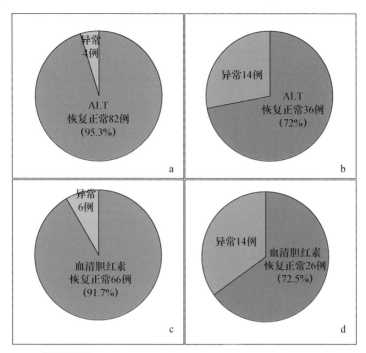

图 14-3　用灵芝胶囊治疗后两组肝功能恢复情况比较

a. 治疗组检测 ALT 86 例；b. 对照组检测 ALT 50 例；c. 治疗组检测血清胆红素 72 例；d. 对照组检测血清胆红素 40 例。两组血清 ALT、胆红素恢复正常例数比较，$P < 0.05$

表 14-2　治疗后两组乙肝病毒标志物阴转情况比较

组别	乙型肝炎病毒表面抗原 HBsAg			乙型肝炎病毒核心抗原 HBeAg			乙型肝炎病毒核心抗体 抗 -HBc		
	检测例数	阴转例数	阴转率（%）	检测例数	阴转例数	阴转率（%）	检测例数	阴转例数	阴转率（%）
治疗组	86	14	16.3	74	38	51.4	86	13	15.1
对照组	50	4	8.0	36	7	19.4	50	4	8.0

注：两组 HBeAg 阴转率比较，$P < 0.05$

HDV、HGV）者；②自体免疫性肝病者；③合并脂肪肝者；④有糖尿病等并发症者。

按1∶1比例随机将126例患者分为LAM组和联合组，每组63例，两组在年龄、性别、病程、口服一般保肝药及母亲HBV阳性构成方面，均无统计性差异。LAM组每日口服LAM100mg；联合组每日口服LAM100mg并加灵芝50g、红枣10g。

治疗18个月后，联合组ALT为（63±17）U/L，明显优于LAM组的（83±21）U/L（$P < 0.01$）；联合组总胆红素为（21.5±8.3）μmol/L，LAM组为（25.9±10.3）μmol/L，两组比较有显著差异（$P < 0.01$）。

表14-3显示两组患者治疗后HBeAg阴转率及HBeAg/抗-HBe血清转换率的比较。治疗18个月后，联合组HBeAg阴转率及HBeAg/抗-HBe血清转换率均高于LAM组（$P < 0.05$）。

表 14-3　治疗后两组患者 HBeAg 阴转率、HBeAg/ 抗 –HBe 血清转换率比较

分组	例数	观察指标	治疗后［例（%）］			
			3 个月	6 个月	12 个月	18 个月
LAM 组	63	HBeAg 阴转率	3（4.76）	5（7.94）	8（12.70）	10（15.87）
		HBeAg/ 抗 -HBe 转换率	2（3.17）	4（6.35）	8（12.70）	9（14.29）
联合组	63	HBeAg 阴转率	5（7.94）	11（17.46）	21（33.33）	27（42.86）
		HBeAg/ 抗 -HBe 转换率	3（4.76）	7（11.11）	16（25.40）	26（41.27）

此外，LAM组病毒DNA编码的DNA聚合酶基因序列YMDD变异发生率，在6、12、18个月时各为1.59%、23.81%、33.33%，联合组各为0、6.35%、

9.52%，明显比单用 LAM 组低（均 $P < 0.05$）。

结果显示，灵芝联合 LAM 治疗慢性乙型肝炎比单用 LAM 疗效好，且能推迟和减少在 LAM 治疗中易出现的 YMDD 变异，以及因此产生的病毒株对 LAM 的耐药性，阻止乙肝病毒复制，并有明显改善肝功能的作用[6]。

灵芝联合干扰素治疗慢性乙型肝炎

钱小奇等（2005）观察，灵芝孢子油联合干扰素 -A2b 治疗慢性乙型肝炎患者的疗效。81 例患者 HBV-DNA 均为阳性，定量 > $1.0×10^5$copies/ml，均为 HBsAg 阳性、HBeAg 阳性、抗 -HBc 阳性、血清 ALT 在正常参考值上限 2~5 倍，排除其他类型肝炎病毒重叠感染。

随机将患者分成治疗组和对照组，治疗组 39 例用干扰素 -A2b 联合灵芝孢子油胶囊治疗，干扰素 -A2b 用量：每天 500 万单位，肌内注射 1 个月，之后改为隔日 1 次，6 个月为一疗程；同时口服灵芝孢子油胶囊，1 粒（0.5g），一天 2 次，连服 12 个月。对照组 42 例，只用干扰素 -A2b，剂量、疗程同治疗组。治疗 6、12 个月后，分别采用荧光定量 PCR 法检测患者 HBV-DNA 水平。

治疗 6 个月后，治疗组 HBV-DNA 阴转率 80.05%（32/39），对照组 HBV-DNA 阴转率 64.29%（27/42），两组比较无显著性差异（$\chi^2 = 3.226$，$P > 0.05$）。治疗 12 个月后，治疗组 HBV-DNA 阴转率 79.48%（31/39），对照组 HBV-DNA 阴转率为 38.10%（16/42），两组比较有显著性差异（$\chi^2 = 9.790$，$P < 0.01$）。结果显示，干扰素 -A2b 联合灵芝孢子油胶囊可提高慢性乙型肝炎患者 HBV-DNA 的阴转率，这可能与灵芝孢子油增强干扰素 -A2b 的免疫活性有关[7]。

灵芝保肝作用的药理与临床研究，初步诠释了《神农本草经》论述灵芝"补肝气""益脾气"的实质内涵。

参考文献

［1］北京医学院基础部药理教研组．灵芝的药理研究Ⅰ．灵芝子实体制剂的药理研究．北京医学院学报，1974，（4）：246-254.

［2］王明宇，刘强，车庆明，等．灵芝三萜类化合物对3种小鼠肝损伤模型的影响．药学学报，2000，35（5）：326-329.

［3］Wang MY，Liu Q，Che QM，et al. Effects of total triterpenoids extract from *Ganoderma lucidum*（Curt.：Fr.）P. Karst.（reishi mushroom）on experimental liver injury models induced by carbon tetrachloride or D-Galactosamine in mice. International Journal of Medicinal Mushrooms，2002（4）：337-342．

［4］Li YQ，Wang SF. Anti-hepatitis B activities of ganoderic acid from *Ganoderma lucidum*. Biotechnol Lett，2006，28（11）：837-841.

［5］胡娟．灵芝胶囊治疗慢性乙型肝炎86例分析．职业与健康，2003，19（3）：103-104.

［6］钟建平，李水法．拉米夫定联合灵芝治疗慢性乙型肝炎的疗效观察．现代实用医学，2006，18（7）：466-467.

［7］钱小奇，陈红，金泽秋，等．干扰素-A2b联合灵芝孢子油胶囊对39例乙型肝炎病毒DNA的影响．中医研究，2005，18（1）：29-30.

（原载：《健康灵芝》2013年，第60期6～10页）

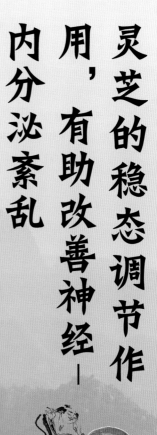

15

灵芝的稳态调节作用，有助改善神经—内分泌紊乱

1981 年，我们在灵芝的药理和临床研究的基础上曾提出：灵芝可能是通过抑制身体对致病因子的反应，减轻身体稳态（Homeostasis）被破坏的程度，或者是加强身体重要器官的调节功能，使身体在稳态被破坏后能迅速消灭致病因子，调节异常变化而恢复稳态，或是同时从这两个方面提高身体保持稳态的能力[1]。

2000 年，我在美国哈佛大学召开的麻省中医学会做报告时，进一步提出灵芝对"神经-内分泌-免疫"的调节作用，是其维持身体稳态调节的重要机制。这些年来，随着灵芝药理和临床研究的深入探讨，这一机制不断被证明。

灵芝可改善神经衰弱的相关症状

神经衰弱就是典型的身体稳态调节障碍。长期神经衰弱、失眠导致中枢神经系统功能紊乱，神经细胞的兴奋性和抑制性调控障碍，进而引起交感神经和副交感神经的功能紊乱，出现失眠、头痛、头晕、记忆力减退、食欲不振、心悸、气短等症状。

伴随病情发展，进一步引起内分泌系统和免疫系统功能紊乱，出现阳痿、月经不调和免疫力降低等表现，最终产生"神经-内分泌-免疫"调节紊乱，使神经衰弱患者陷入因此所致的恶性循环中，病情越来越重。

常用的镇静安眠药只能对症治疗，不能治本，所以无法解决神经衰弱患者"神经-内分泌-免疫"调节紊乱的问题。与其不同的是，灵芝制剂对神经衰弱失眠的疗效出现较慢，一般用药后 1～2 周方出现明显改善，表现为睡眠变好，食欲、体重增加，心悸、头痛、头晕减轻或消失，精神振

16

灵芝的稳态调节作用
又一例证：改善女性
更年期综合征

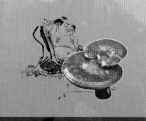

更年期综合征（又称更年期症候群）是更年期妇女常见的疾病，主要是由于卵巢功能减退，体内雌激素水平降低，脑垂体功能亢进，分泌过多的促性腺激素，如促黄体素（LH）、促卵泡激素（FSH）等，并出现自主神经功能和免疫功能紊乱，从而产生一系列的症状和体征，例如：面色潮红、心悸、失眠、乏力、抑郁、多虑、情绪不稳定、易激动、注意力难以集中、月经紊乱、水肿、抵抗力降低等。

大多数妇女由于卵巢功能减退较缓慢，身体本身的调节和代偿足以适应这种变化，所以没有症状或症状轻微；少数症状严重者须进行治疗，包括雌激素替代治疗和其他对症治疗。近年来，雌激素替代治疗的弊端已为学术界所共识，权衡利弊，以不用或少用为好。中医则认为更年期综合征是肾气不足、天癸衰少，以致阴阳平衡失调所造成，故治疗应以补肾气、调整阴阳平衡为主。

灵芝改善女性更年期综合征症状

一项以中成药更年康片作为阳性对照药进行的中医临床研究指出，灵芝糖浆治疗女性更年期综合征有效。试验组 31 例中，年龄 50～58 岁者 22 例，42～49 岁者 9 例，年龄最大者 58 岁，最小者 42 岁；对照组 31 例，年龄 48～58 岁者 12 例，42～47 岁者 19 例。

全部病例都符合更年期综合征的诊断标准，病程均为半年。试验组口服灵芝糖浆（每 10ml 含灵芝 2g），每次 20ml，每日 3 次，15 日为一个疗程。对照组口服更年康片（含刺五加浸膏、五味子流浸膏、鹿茸精、甘油磷酸钠及辅料），每次 2 片，每日 3 次；艾司唑仑（舒乐安定）片，每次 1 片，每日

2 次，疗程同试验组。

临床疗效评价标准按《中医妇科学》规定的疗效标准评定。显效：临床症状大部分消失，包括性情急躁、神经过敏、情绪不稳、失眠等症状消失，病程平均缩短 15 天，恢复正常工作；有效：以上主要症状明显减轻，但仍伴随有烘热、汗出、盗汗等症状；无效：治疗后症状和体征均无改变。

经一个疗程治疗后，试验组 31 例中，显效 20 例，占 64.5%；有效 8 例，占 25.8%；无效 3 例，约占 9.7%；总有效率为 90.3%。对照组 31 例中，显效 8 例，占 25.8%；有效 15 例，占 48.4%；无效 8 例，占 25.8%；总有效率为 74.2%。经统计学处理，两组疗效有显著性差异（$P < 0.01$）[1]。

更年康片为临床治疗女性更年期综合征的有效药物，药理研究发现，更年康片能提高自然更年期大鼠雌二醇（E_2）水平，降低促黄体素和促卵泡激素水平，改善卵巢、肾上腺皮质的形态及功能，减少血清过氧化脂质（LPO），增加超氧化物歧化酶（SOD）和谷胱甘肽过氧化酶（GSH-Px）的活性等，这些发现可能与更年康片治疗女性更年期综合征的疗效机制有关[2]。

因此，该研究将更年康片作为阳性对照药是有理论根据的，此项对照研究的结果证明，灵芝糖浆改善女性综合征症状的疗效优于更年康片。

灵芝＋中药改善更年期综合征的症状

另一项用灵芝和中药组成的复方制剂治疗更年期综合征的临床观察也指出，四维灵芝液（主要含灵芝、黄芪、党参、首乌、枸杞子、川芎等）每次

50ml，一日2次，共10日，治疗更年期综合征36例。治疗结果：主要症状消失，其余症状有不同程度改善者20例；主要症状改善明显，其余症状亦有改变者14例；主要症状改善不明显者2例；总有效率达94.4%。然而该研究仅为疗效观察，又缺少对照组进行对比，是为不足[3]。

灵芝调节神经、内分泌、免疫三大系统

灵芝为什么能改善女性更年期综合征？首先要考虑的是，灵芝是否有雌激素样作用。早期的药理研究即发现，给大鼠灌胃灵芝子实体水提液，对切除卵巢雌大鼠的性周期并无影响，阴道涂片检查为阴性；以此剂量给予去势雄大鼠，亦不能增加精囊腺、肛提肌–海绵球肌的重量。这些结果均说明，灵芝水提液无雌（雄）激素样作用，故其对女性更年期综合征的疗效并非是它含有雌激素类成分所致。

文献报道，切除双侧卵巢的雌性大鼠子宫内膜明显萎缩，骨密度降低，同时血清睾酮和雌二醇含量显著降低，血清促卵泡激素则显著升高，这些变化与人类女性停经期的变化相似。

卵巢切除手术后，灌胃灵芝孢子粉混悬液的雌性大鼠，子宫内膜萎缩程度降低，骨密度增高，血清睾酮和雌二醇的含量显著增高，血清促卵泡激素则显著降低。结果显示，灵芝孢子粉能显著改善去势雌性大鼠的内分泌功能[4]。

可见，灵芝改善女性更年期综合征的疗效，可能与调节性腺内分泌紊乱、恢复正常稳态调节有关。另外，灵芝的镇静安神作用和免疫调节作用，也有助于改善女性更年期综合征患者的睡眠和情绪，并增强其抵抗力。

参考文献

［1］王伟娟.灵芝糖浆治疗更年期综合征 31 例.湖南中医杂志，2000，
　　16（6）：40.

［2］江仙远，陈友香，侯安继.更年康片治疗更年期综合征的机制研究。
　　中药药理与临床，2001，17（1）：36-38.

［3］高纪英，颜士花，张英才.四维灵芝液治疗更年期综合征 36 例.陕
　　西中医，1997，18（6）：254.

［4］李振林，郭家松，曾园山，等.灵芝孢子粉对去势大鼠内分泌功能
　　的影响.中国临床解剖学杂志，2008，26（4）：419-422.

（原载:《健康灵芝》2011 年，第 54 期 2 ～ 3 页）

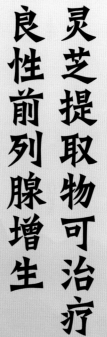

17

灵芝提取物可治疗
良性前列腺增生

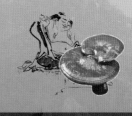

良性前列腺增生又称为前列腺肥大，多数中年以上的男性，都有一定程度的良性前列腺增生。

由于前列腺腺体增生，压迫尿道，甚至影响膀胱功能，导致尿流无力，引起一系列症状，常见的有尿急、尿频（特别是夜尿次数增多）、排尿困难、尿失禁、急性尿潴留等症状，令患者苦恼，并给其生活带来极大的不便。

除在医院的常规诊断治疗之外，目前有很大比例的患者采用中医中药（中国）、替代医学（美国）、植物药疗法（欧洲）治疗良性前列腺增生。最近，日本学者连续报道了灵芝治疗良性前列腺增生的疗效，显示灵芝可改善良性前列腺增生的症状。

灵芝甲醇提取物改善男性膀胱出口阻塞症状

Noguchi 等[1] 在可控的 I 期临床试验中，评价灵芝甲醇提取物对中度男性膀胱出口阻塞（Bladder Outlet Obstruction，BOO）患者的疗效和安全性。

按随机双盲法安慰剂对照试验设计，将 50 名年龄大于 50 岁的男性志愿者分为安慰剂组（12 例），以及灵芝甲醇提取物 0.6mg 组（12 例）、6mg 组（12 例）和 60mg 组（14 例）。参与试验的男性志愿者，其国际前列腺症状评分（IPSS）≥ 8，血清前列腺特异性抗原（Prostatic-Specific Antigen，PSA）值< 4ng/ml。

由于部分良性前列腺增生者曾用过 α - 肾上腺素受体阻滞药或其他药物，因此试验前有 2 周清洗期，以排除这些药物的影响。灵芝甲醇提取物每日给药一次，共给药 8 周。检测给药前后的 IPSS 和最大尿流率（Q_{max}），并由超声扫描评估前列腺体积和残留尿量，及进行血液检查和 PSA 值测定，均与安慰剂组比较。

研究结果指出，灵芝甲醇提取物可明显改善 BOO 患者的症状，推荐 Ⅱ 期临床每日剂量为 6mg。

灵芝乙醇提取物明显改善男性下尿路症状

Noguchi 等[2] 还报告，灵芝乙醇提取物对男性下尿路症状（LUTS）的疗效。按随机双盲法安慰剂对照试验设计，将 88 例年龄大于 49 岁的轻、中度 LUTS 患者（IPSS 9.5±4.3，PSA 值 1.3±0.9ng/ml）随机分为两组。治疗组 44 例每日口服灵芝乙醇提取物 6mg，对照组 44 例服安慰剂，共 12 周。

结果：治疗组 IPSS 减少 2.1 分（95% 置信区间：－2.96～－1.24），安慰剂组 IPSS 评分仅减少 0.77 分（95% 置信区间：－1.65～0.12），两组间有显著差异（$P < 0.0001$）。其他观察指标，如生活质量、最大尿流率、平均尿流量、残留尿量、前列腺体积、PSA 值和睾酮含量等，均无明显变化。

结果显示，灵芝乙醇提取物可明显改善下尿路症状患者的前列腺症状评分。

随后，Noguchi 等采用随机双盲法安慰剂对照试验设计，观察灵芝提取物治疗男性下尿路症状的安全性和有效性。参与试验的志愿者年龄大于 50 岁，IPSS ≥ 5，PSA 值＜ 4ng/ml。

将志愿者分为安慰剂组（12 例），以及灵芝提取物 0.6mg 组（12 例）、

6mg 组（12 例）和 60mg 组（14 例）。试验前后检测 IPSS、最大尿流率，超声扫描评估前列腺体积和残留尿量，血液检查包括 PSA 值测定。

结果：全部患者对灵芝提取物均有很好的耐受性，均未见明显不良反应。治疗 4 周和 8 周后各组的 IPSS 变化详见图 16-1，灵芝提取物 6mg 和 60mg 组 IPSS 减少的程度，显著优于灵芝提取物 0.6mg 组和安慰剂组（$P < 0.01 \sim 0.001$）。最大尿流率、残留尿量、前列腺体积、PSA 值等观察指标，均无明显变化。

综合以上结果显示，灵芝提取物可明显改善下尿路症状患者的前列腺症状评分。

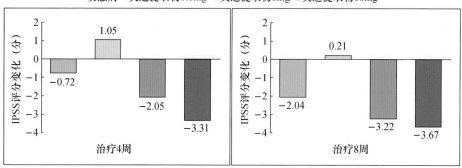

图 16-1　灵芝提取物改善男性下尿路症状评分

灵芝保护前列腺作用的主要成分是三萜类

灵芝改善良性前列腺增生的机制尚不清。有研究报告指出，灵芝和灵芝醇提取物对去势大鼠 Ⅰ 型和 Ⅱ 型 5α- 还原酶（5α-Reductase）的同工酶有剂量依赖的抑制作用，同时对由睾酮（Testosterone）诱导的前列腺增生有一定抑制作用，但对双氢睾酮（Dihydrotestosterone，DHT）所诱导的前列腺增生没有影响。其活性成分主要是灵芝的三萜类组分。

以 IPSS 评估下尿路症状患者前列腺症状（排尿困难）的严重程度，分数增加，表示症状加重；治疗后分数减少，表示症状减轻。

附：国际前列腺症状评分（IPSS）

国际前列腺症状评分（International Prostate Symptom Score，IPSS）是目前国际公认、判断良性前列腺增生患者症状严重程度的最佳方法，它是良性前列腺增生患者下尿路症状严重程度（即排尿困难程度）的主观反映，且与最大尿流率、残留尿量及前列腺体积无明显相关性。评分表上共有 7 项问题，每项问题都有 6 个答案，个别以 0 ～ 5 分来表示患者症状的严重性，患者可依本身状况作答，最后将 7 项评分相加，即可知道前列腺的健康情形。

在最近 1 个月内，您是否有以下症状？	完全没有	五次中					症状评分
		不到一次	不到一半	大约一半	超过一半	几乎每次	
1. 是否有排尿不净的感觉？	0	1	2	3	4	5	
2. 排尿后，是否不到 2 小时又想再排一次？	0	1	2	3	4	5	
3. 是否排尿要分段才完成（尿线断断续续）？	0	1	2	3	4	5	
4. 是否有憋不住尿的感觉（尿急就憋不住）？	0	1	2	3	4	5	

续表

在最近 1 个月内，您是否有以下症状？	完全没有	五次中					症状评分
		不到一次	不到一半	大约一半	超过一半	几乎每次	
5. 是否有排尿无力，尿流很少、很弱的感觉？	0	1	2	3	4	5	
6. 是否需要用力才排得出尿液？	0	1	2	3	4	5	
7. 晚上睡觉时会起来排尿几次？	没有	一次	二次	三次	四次	五次	
	0	1	2	3	4	5	

症状总评分＝问卷 1～7 项评分相加

IPSS（问卷 1～7 项评分相加）分级：

轻度症状：0～7 分，建议定期检查前列腺，至少一年一次

中度症状：8～19 分，建议尽快到医院检查前列腺，可能需要治疗

重度症状：20～35 分，建议应立即接受治疗

参考文献

［1］Noguchi M，Kakuma T，Tomiyasu K，et al.Phase I study of a methanol extract of *Ganoderma lucidum*，edible and medicinal mushroom，in men with mild symptoms of bladder outlet obstruction. Urology，2005，66（S 3A）：21.

［2］Noguchi M，Kakuma T，Tomiyasu K，et al. Randomized clinical trial of an ethanol extract of *Ganoderma lucidum* in men with lower urinary tract symptoms. Asian J Androl，2007，10（5）：777-785.

［3］Noguchi M，Kakuma T，Tomiyasu K，et al. Effect of an extract of *Ganoderma lucidum* in men with lower urinary tract symptoms：a

double-blind，placebo-controlled randomized and dose-ranging study.
Asian J Androl，2008，10：651-658.

（原载:《健康灵芝》2012 年，第 56 期 4 ～ 6 页）

18

推荐两项临床研究：
灵芝辅助治疗毒性弥
漫性甲状腺肿和尖锐
湿疣

最近，在检索和整理灵芝的临床研究资料时，发现了几篇从未见报道的灵芝治疗疾病的临床报告，其中尤以"灵芝联合甲巯咪唑治疗毒性弥漫性甲状腺肿疗效观察"和"薄芝糖肽联合鬼臼毒素酊治疗尖锐湿疣疗效及复发的观察"引起我的重视。

为什么未见刊呢？早在 20 世纪 70 年代后期，我们在用碘 -131（^{131}I）掺入小鼠甲状腺的试验中，就发现灵芝提取物可以抑制甲状腺摄取碘 -131，抑制甲状腺功能，此与下文叙述灵芝治疗毒性弥漫性甲状腺肿的临床疗效是一致的，可惜由于当时改变研究方向，我们未再继续此项研究。

我再次重视这两篇临床报告的另外一个理由是，研究者的试验设计比较合理，有对照组，且把灵芝作用定位在联合常规疗法治疗疾病，两者取长补短、互为补充，进而发挥灵芝最佳的防病、治病效果。

灵芝联合甲巯咪唑对毒性弥漫性甲状腺肿的疗效

72 例毒性弥漫性甲状腺肿患者，随机分为灵芝治疗组和对照组，每组各 36 例，两组均给予抗甲状腺药物甲巯咪唑（Methimazole，简称 MMT）治疗，灵芝组加服灵芝片，每次 3 片（每片 0.27g），每日 6 次，共 6 个月。

治疗结束后，灵芝治疗组显效 10 例，有效 23 例，无效 3 例，总有效率 91.7%；对照组显效 4 例，有效 23 例，无效 9 例，总有效率 75.0%。两组总有效率比较有显著差异（$P < 0.05$）。

治疗后两组血清总三碘甲腺原氨酸（TT_3）、总甲状腺素（TT_4）、游离三碘甲腺原氨酸（FT_3）和游离甲状腺激素（FT_4）等水平都明显降低，血清促甲状腺激素（TSH）则明显升高，但灵芝治疗组各项指标改善均优于对照组（表 18-1）。

表 18-1　治疗前后两组血清甲状腺功能相关激素比较

血清甲状腺功能相关激素	治疗组（36 例）		对照组（36 例）	
（mmol/L）	治疗前	治疗后	治疗前	治疗后
TT_3	3.3±2.0	1.3±0.5*△	3.4±2.0	2.4±1.1*
TT_4	298.7±26.1	165.0±17.3*△	293.3±25.3	196.1±23.2*
FT_3	12.8±2.9	6.4±0.5*	11.8±2.9	6.4±1.0*
FT_4	21.2±2.5	10.8±1.4*△	19.9±2.4	12.9±1.8*
TSH	0.9±0.2	2.7±0.6*△	1.3±0.2	2.3±0.5*

$\bar{x}±s$；* $P < 0.05$，与本组治疗前比较；△ $P < 0.05$，与对照组治疗后比较

　　与治疗前比较，两组患者治疗后心率减慢、体重增加（$P < 0.05$），且灵芝治疗组心率减慢较对照组更为显著（$P < 0.05$）。治疗期间对照组 1 例患者出现白细胞减少，2 例患者出现肝功能异常[1]。

　　另一项临床报告，把 60 例弥漫性毒性甲状腺肿患者随机分为观察组和对照组，每组各 30 例。两组患者均用甲巯咪唑治疗，观察组加用灵芝片，每次 3 片，一日 3 次，共服用 8 个月。结果：观察组 30 例中显效 20 例，有效 8 例，无效 2 例；对照组显效 16 例，有效 6 例，无效 8 例，两组之间有显著差异。亦证明灵芝可增强甲巯咪唑治疗弥漫性毒性甲状腺肿的疗效[2]。

　　毒性弥漫性甲状腺肿是一种自身免疫性甲状腺疾病，表现为甲状腺功能亢进（简称甲亢）。此病是因免疫系统异常，使甲状腺持续受到刺激，造成甲状腺激素分泌增多所致，是甲状腺功能亢进最常见的一种致病因素，约 85% 的甲亢由此引起。MMT 是该病的首选药物，虽能使甲状腺功能恢复正常，但对于免疫功能紊乱无明显影响，且常有白细胞减少、肝功能异常等不良反应，因而影响患者用药的依从性。

此两份报告指出，灵芝联合 MMT 治疗毒性弥漫性甲状腺肿，通过灵芝的免疫调节作用，以及对造血功能和肝的保护作用，增加 MMT 的疗效，并可防止 MMT 的不良反应。

薄芝糖肽联合鬼臼毒素酊对尖锐湿疣的疗效

68 例门诊确诊的尖锐湿疣患者，初发 39 例，复发 29 例。皮肤损害部位：男性位于冠状沟、包皮内外板、阴茎、肛周等处；女性位于大小阴唇、阴道口、肛周等处。疣体直径＜1cm，疣体数平均 3.5 枚（1～8 枚），绝大多数患者有非婚性接触史或配偶感染史。将 68 例患者分成两组：试验组 36 例（初发 21 例，复发 15 例），对照组 32 例（初发 18 例，复发 14 例），两组患者性别、年龄、发病情况均具有可比性。

两组患者均外用鬼臼毒素酊（podophyllotoxin，也称疣脱欣、足叶草毒素）涂抹于疣体表面及其根部，涂药后暴露患处 2～3min 待局部干燥，早晚各涂药一次；男性包皮过长或有包茎者，每日涂药一次。连续给药 3 天、停药观察 4 天为一疗程；疣体未消退者可重复治疗，所有患者治疗时间均不超过三疗程。

试验组患者除了给予鬼臼毒素酊外用，还同时肌内注射薄芝糖肽注射液 2ml，隔日 1 次，共 4 周。如并发其他感染，则进行相应治疗。治疗后期创面可涂红霉素软膏，促进创面愈合。两组患者均于治疗开始后第 4、8、12 周复查一次，观察疣体脱落、创面愈合、复发情况及不良反应。

结果试验组治愈 29 例（80.56%），对照组治愈 18 例（56.25%）；试验组 9 周复发 7 例（19.44%），对照组 9 周复发 14 例（43.75%），两组治愈率、复发率比较有显著差异（$P < 0.05$）。患者外用鬼臼毒素酊后，仅出现用药部位轻微水肿、糜烂、疼痛，愈合良好；注射薄芝醣肽注射液患者，除注射部位感觉疼痛外，未见其他不良反应。

　　鬼臼毒素酊是治疗尖锐湿疣的药物，局部外用可抑制受人乳头瘤病毒（HPV）感染的上皮细胞有丝分裂和增生，进而引起生殖器疣体坏死、脱落。薄芝糖肽注射液是从灵芝属薄树灵芝（*Ganoderma Capense*）中分离出来的糖肽类物质制成的注射液，2ml 薄芝糖肽注射液含 5mg 多糖及 1mg 多肽。

　　薄芝糖肽增强鬼臼毒素酊的疗效，可能与其促进免疫细胞产生和释放干扰素 - γ（IFN- γ）、白介素 -2（IL-2）、白介素 -6（IL-6），以及增强身体抗病毒免疫功能有关[2]。

参考文献

［1］赵家军.灵芝联合甲巯咪唑治疗毒性弥漫性甲状腺肿疗效观察.新中医，2009，41（8）：71-73.

［2］高志林，但瑞芬.甲巯咪唑联合灵芝片治疗弥漫性毒性甲状腺肿的疗效观察.临床合理用药.2013，6（9C）：88-89.

［3］叶小茵，赵敬军.薄芝糖肽联合鬼臼毒素酊治疗尖锐湿疣疗效及复发的观察.临床皮肤科杂志，2007，36（2）：119.

（原载：《健康灵芝》2012 年，第 55 期 2 ～ 3 页）

19

科学理解灵芝辅助治疗肿瘤的疗效

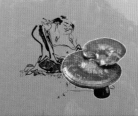

长期以来，医学界对癌症的认识有一个误区，即认为肿瘤是身体自身细胞异常增生和扩散的结果，忽视全身性因素对肿瘤发病的影响，因而在治疗上仅考虑如何消灭肿瘤细胞。

目前除手术切除肿瘤组织外，多采用化学治疗和（或）放射治疗杀死肿瘤细胞。化疗药物是依靠其细胞毒作用，杀死正在快速分裂的肿瘤细胞以缓解病情，然而在一些实体瘤，如肺癌、胃癌、子宫癌等，处于分裂状态的癌细胞大约只占实体瘤的 5%，它们对化疗药敏感；占很大比例的休眠癌细胞虽不分裂，却具有潜在的分裂能力，对化疗药物不敏感。

由于化疗药物作用的主要靶点是分裂的细胞，故殃及所有快速分裂的正常组织，对免疫系统、骨髓、消化系统、肝、肾等重要器官也会造成严重损伤，表现为免疫力降低，易发生细菌和病毒感染，白细胞和血小板减少，食欲不振、恶心、呕吐、腹泻，以及肝肾损伤等不良反应。

走出对癌症认识的误区，重视癌症的整体治疗

按中医治则来看，肿瘤的化学治疗和放射治疗只重视"祛邪（抑杀肿瘤）"，忽视了"扶正（提高整体抗肿瘤能力）"，甚至伤及正气，于是会出现上述的严重不良反应，此已为医生和患者的共识。

目前，很难找到严格遵从医嘱单用化学治疗和（或）放射治疗的患者，许多人都在医生知情或不知情的情况下，采用各种药物或保健品，预防并减少化学治疗和（或）放射治疗的不良反应，增强其疗效，灵芝即是其中最常用的一种。

临床实践证明，灵芝辅助治疗肿瘤有效

临床研究证明，灵芝制剂与化学治疗或放射治疗合用时，对肿瘤有较好的辅助治疗效果，其疗效特点如下：

（1）减轻化学治疗和放射治疗引起的白细胞减少、食欲不振、体重减轻、抗感染的免疫力降低、肝肾损伤等严重不良反应。

（2）提高肿瘤患者对化学治疗和放射治疗的耐受性。

（3）提高肿瘤患者的免疫功能，增强人体的抗肿瘤免疫力，增强化学治疗和放射治疗的效果。

（4）提高肿瘤患者的生活质量，使体质增强。

这些结果均指出，灵芝可作为肿瘤化学治疗或放射治疗的辅助治疗药，发挥"增效减毒"的作用。

科学理解灵芝辅助治疗肿瘤的疗效

灵芝对肿瘤的辅助治疗作用是如何产生的？药理研究证明，灵芝所含的多糖肽和三萜类化合物是辅助治疗肿瘤的主要有效成分，它们作用于肿瘤发生和发展过程中的多个环节，进而发挥抗肿瘤作用。

灵芝增强肿瘤化学治疗和放射治疗的理论基础

灵芝及其所含的多糖肽类、三萜类，对多种动物移植性肿瘤具有抗肿瘤

作用，并能增强多柔比星（doxorubicin）、顺铂、氟尿嘧啶、环磷酰胺等化疗药物的抗肿瘤作用。

早在20世纪80年代学术界即推测灵芝的抗肿瘤作用，是通过增强人体的免疫功能而实现的；随后的一系列研究证明，灵芝及其所含的多糖肽类，能增强巨噬细胞、自然杀伤细胞、树突细胞、细胞毒性T细胞的杀伤肿瘤细胞功能，促进抗肿瘤细胞因子，如肿瘤坏死因子α（TNF-α）和干扰素γ（IFN-γ）生成，并增强这些细胞因子的活性，提高人体抗肿瘤的免疫力，从而发挥抗肿瘤作用。

近十余年，学者则重视在细胞分子水平研究灵芝及其有效成分对肿瘤细胞的作用，相关的发现包括：

（1）灵芝（赤芝、紫芝、松杉灵芝）子实体水提取物，可抑制体外培养的人类乳腺癌细胞MCF-7、MDA-MB-231增殖。

（2）灵芝提取物GLE-1（主要含多糖）和GLE-2（主要含三萜类），可抑制体外培养的人类结肠癌细胞SW480增殖，且后者的作用强于前者。

（3）灵芝子实体或孢子粉提取物，可抑制体外培养的高侵袭性乳腺癌细胞MDA-MB-231和前列腺癌细胞PC-3的转录因子NF-κB与AP-1的活化，并抑制此两种肿瘤细胞的尿激酶型血纤维蛋白原活化因子（uPA）及其受体（uPAR）的表达，从而抑制MDA-MB-231和PC-3细胞增殖。

（4）从灵芝子实体中提取的羊毛固烷型三萜类，可抑制体外培养的Lewis肺肉瘤、T47D、S-180和Meth-A肿瘤细胞株的增殖。

（5）灵芝提取物（富含三萜组分）可显著抑制体外培养的人类白血病细胞株HL-60增殖。

灵芝还影响肿瘤发生、发展过程中的一些重要环节。例如灵芝多糖肽抑制人类脐静脉血管内皮细胞抗凋亡基因 Bcl-2 表达，促进凋亡基因 Bax 表达，抑制血管内皮细胞增殖，抑制肿瘤血管新生，切断肿瘤的血液供应，使肿瘤细胞因得不到营养而死亡。

最近中国台湾学者则发现，松杉灵芝（*G. tsugae*）甲醇提取物（GTME）通过抑制表皮生长因子受体（EGFR）表达，进而抑制血管内皮生长因子（VEGF）表达，导致人类表皮癌 A-431 细胞分泌 VEGF 减少，抑制肿瘤血管生成，最终在体内外均能抑制人类表皮癌 A-431 细胞生长。这一作用酷似目前应用的表皮生长因子受体酪氨酸激酶抑制剂类靶向抗肿瘤药的作用，值得重视。

此外，灵芝多糖肽还能抑制肿瘤细胞的移动、黏附，促进肿瘤细胞分化，促使肿瘤细胞转化为正常细胞。

最近，我们的体内外研究均证明：灵芝多糖肽能通过下调肿瘤细胞的多药耐药相关蛋白（MRP）的表达，逆转具有多药耐药性的白血病细胞株 K562 细胞对抗肿瘤药多柔比星的耐药性，恢复其对多柔比星的敏感性。

随后，美国学者也报告了灵芝提取物可逆转具有多药耐药性的小细胞肺癌细胞，对抗肿瘤药依托泊苷（etoposide）和多柔比星的耐药性。这些结果可从另一角度解释，灵芝与肿瘤化学治疗药协同作用的机制。

灵芝减轻肿瘤化学治疗和放射治疗毒性的理论基础

药理实验也证明了灵芝的减毒作用，即灵芝可拮抗抗肿瘤药物的毒性。

例如：

（1）灵芝多糖具有抗放射作用，可降低钴-60 γ 射线照射小鼠的死亡率，延长动物的存活时间，这一作用与其促进骨髓造血功能有关。

（2）灵芝提取物对放射性胃肠道损伤，也有明显的保护作用。

（3）灵芝多糖还能明显减轻环磷酰胺引起的小鼠股骨有核细胞减少。

（4）在顺铂引起的大鼠呕吐模型，灵芝制剂（提取物＋孢子粉）可抑制顺铂引起的恶心、呕吐和摄食减少。

最近，我们的研究则证明：化疗药氨甲蝶呤（MTX）可使小鼠的小肠绒毛变短、融合，隐窝细胞消失，杯状细胞减少。电子显微镜下可见肠道上皮细胞的微绒毛紊乱、变短、缺失，核膜和线粒体肿胀，给予灵芝多糖治疗后，小鼠小肠的上述形态学变化明显减轻，偏低的总超氧化物歧化酶（T-SOD）活性升高，偏高的氧化产物丙二醛（MDA）降低。这些都是灵芝多糖改善MTX 所致的小鼠肠道黏膜损伤的具体表现。

🍄 开发高水平的灵芝产品，提高灵芝辅助治疗肿瘤的疗效

灵芝用于肿瘤的辅助治疗有效，且有充分的科学根据，受到医生和患者的重视，并广为应用。然而，目前灵芝产品的水平不够理想，多为灵芝子实体的水提取物（主要含多糖肽）或更初级的产品，达不到上述研究中提到的样品水平，因而影响其疗效。虽然大剂量服用可提高疗效，但对患者多有不便，故开发高水平的灵芝产品应提到日程上来。

由于灵芝三萜类和多糖肽对肿瘤发生、发展过程的影响不完全相同，为

使其相辅相成，可先考虑将灵芝水提取物和醇提取物精制后，混合制成制剂，增加产品中灵芝多糖和三萜类的含量，提高辅助治疗肿瘤的疗效。

当然，最理想的是，灵芝的有效成分直接制成药品应用，但其难度大，是目前学术界和产业界努力的方向。

（原载：《健康灵芝》2010 年，第 48 期 8 ～ 10 页）

20

灵芝多糖抑制肿瘤免疫逃逸的研究

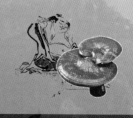

🍄 肿瘤免疫逃逸简介

肿瘤免疫逃逸（Tumor Immune Escape）是指，受多种因素影响，使肿瘤细胞处于身体免疫监视的"死角"而逃避免疫系统的识别和攻击，得以在体内快速增殖的现象。造成肿瘤免疫逃逸的原因有二，其一是身体（宿主）的因素，即宿主免疫功能低下、免疫耐受、抗原提呈细胞（APC）功能低下等，均不利于免疫系统杀伤肿瘤细胞，有助于肿瘤的免疫逃逸。另一原因则与肿瘤细胞本身有关，包括：

（1）肿瘤细胞表达抗原的缺失和调变：前者是指肿瘤细胞本身不表达"可诱发身体抗肿瘤免疫反应"的抗原性物质；后者则指受到免疫攻击后，肿瘤细胞表达的抗原减少或改变性质，以避免被免疫细胞杀伤。

（2）肿瘤细胞的漏逸：肿瘤细胞迅速生长，使身体的免疫系统不能有效且实时地清除大量生长的肿瘤细胞。

（3）主要组织相容性复合体（MHC）分子的表达下调或缺失：约有15%的肿瘤细胞会出现 MHC 突变或缺失，而低表达或不表达 MHC 分子。此类肿瘤细胞不表达 MHC-I 或 MHC-II 分子，使肿瘤细胞无法有效呈现肿瘤抗原，进而能逃避细胞毒性 T 细胞（CTL）或第一型 T 辅助细胞（$CD4^+$ Th）的识别。

（4）协同刺激因子的缺乏：肿瘤细胞低表达或不表达协同刺激因子，使 T 细胞的活化缺乏第二激活信号因子。

（5）分泌免疫抑制因子：肿瘤细胞分泌转化生长因子 -β（TGF-β）和白介素 -10（IL-10）等抑制因子，抑制身体的抗肿瘤免疫应答。

（6）肿瘤细胞的"蒙面术"：一些肿瘤细胞会合成大量糖萼（Glycocalyx，富含唾液酸的黏脂多糖蛋白复合物）把自己包被起来，使抗体、补体及 T 细胞很难对其进行识别。

灵芝多糖促进黑色素瘤细胞 MHC-Ⅰ分子及协同刺激因子的表现

肿瘤抗原肽与肿瘤细胞表面的 MHC-Ⅰ分子结合形成复合物，再与 T 细胞表面的抗原受体结合，才能活化 T 细胞，并杀伤肿瘤细胞，这一过程还需要 B7-1、B7-2 等协同刺激因子与 T 细胞表面的 CD28 分子结合。而恶性肿瘤细胞常表现为 MHC-Ⅰ分子和协同刺激因子的低表达或不表达，这是构成肿瘤免疫逃逸的机制之一。

近年来，我们团队的李卫东副教授、孙立新博士针对"灵芝多糖（Gl-PS）促进 B16F10 黑色素瘤细胞 MHC-Ⅰ分子和协同刺激因子的表达"进行了探讨：

B16F10 黑色素瘤细胞不表达 MHC-Ⅰ、B7-1、B7-2 等分子，或表达不足。RT-PCR 检测结果显示，与 RPMI 1640 培养基对照组相比，不同浓度 Gl-PS（200、400、600 μg/ml）作用 48h，能使 B16F10 黑色素瘤细胞 MHC-Ⅰ分子 H-2Kb 和 H-2Db mRNA 表现增加，也能使协同刺激因子 B7-1 和 B7-2 mRNA 表达增加（图 20-1）。

以流式细胞仪检测的结果也显示，Gl-PS 可使 H-2Kb、H-2Db、B7-1 和 B7-2 分子表达增强。此外，Gl-PS 作用的 B16F10 黑色素瘤细胞与 PHA 活化的小鼠脾淋巴细胞共同培养，淋巴细胞介导的抗 B16F10 细胞毒活性，较对照

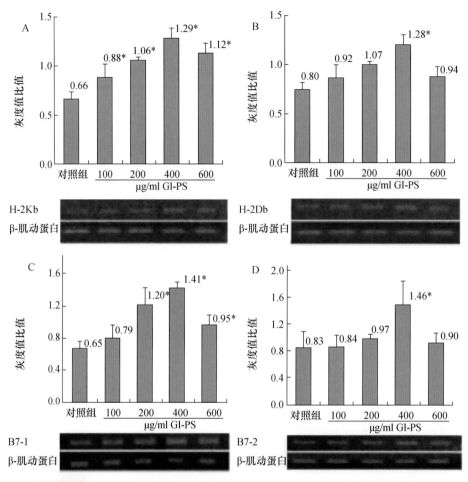

图 20-1 GI-PS 对 B16F10 黑色素瘤细胞 B7-1 和 B7-2mRNA 表达的影响

$n = 4$，$\bar{x} \pm s$，$*P < 0.05$ 与对照组比较

组明显提高[1-2]。

综合以上结果可知，GI-PS 有促进黑色素瘤细胞 MHC-Ⅰ分子和协同刺激因子表达的作用，并因此拮抗黑色素瘤细胞的免疫逃逸。

灵芝多糖抑制黑色素瘤细胞分泌免疫抑制因子

肿瘤细胞可产生多种免疫抑制因子，抑制免疫细胞的功能，逃避身体免疫系统的攻击。IL-10、TGF-β、血管内皮生长因子（VEGF）是肿瘤细胞中常见的免疫抑制因子，经酶联免疫吸附测定（ELISA）方法检测，B16F10 黑色素瘤细胞培养上清液中 IL-10、TGF-β、VEGF 浓度，显著高于 RPMI 1640 培养基对照组，说明 B16F10 黑色素瘤细胞可分泌这三种细胞因子。

在植物凝集素（PHA）诱导的小鼠脾淋巴细胞增殖反应实验，加入 B16F10 黑色素瘤细胞培养上清液，可显著抑制淋巴细胞增殖反应，但如果同时加入 Gl-PS（0.2 ～ 12.8μg/ml），则可使受抑制的淋巴细胞增殖活性、混合淋巴细胞反应和穿孔素表达显著增强，同时 Gl-PS（3.2μg/ml、12.8μg/ml）还能使受抑制的颗粒酶 B 表达增加。

结果表明，灵芝多糖可在一定程度拮抗 B16F10 黑色素瘤细胞培养上清液诱导的免疫抑制，这可能与灵芝多糖抑制 B16F10 黑色素瘤细胞分泌免疫抑制因子有关。

进一步研究发现，实时 RT-PCR 检测结果显示，Gl-PS 可使 B16F10 黑色素瘤细胞的 IL-10mRNA、TGF-β1mRNA、VEGF mRNA 表达显著降低（图 20-2）；ELISA 结果也显示，Gl-PS 可使 B16F10 黑色素瘤细胞培养上清液生成 IL-10、TGF-β1 和 VEGF 的浓度显著减少（图 20-3）[3]。综合以上结果可知，灵芝多糖确实有抑制肿瘤细胞分泌免疫抑制因子的能力。

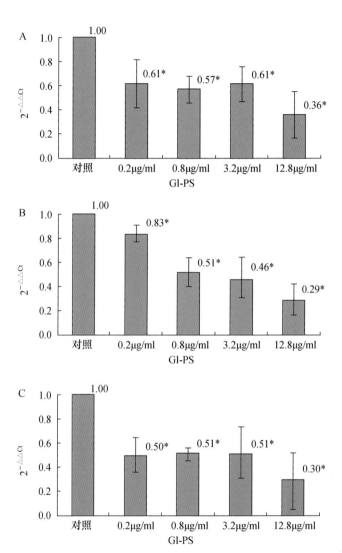

图 20-2 GI-PS 对 B16F10 黑色素瘤细胞 TGF-β 1、IL-10 和 VEGF mRNA 表达的影响

$n = 3$，$\bar{x} \pm s$，$*P < 0.05$ 与对照组比较

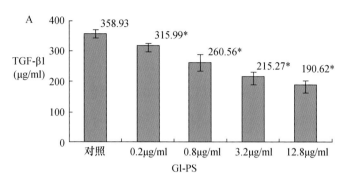

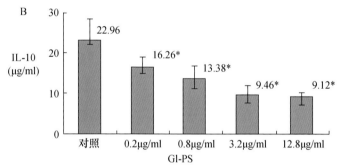

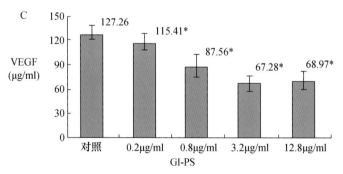

图 20-3 GI-PS 对 B16F10 黑色素瘤细胞的培养上清液中 TGF-β1、IL-10 和 VEGF 水平的影响

$n = 4$，$\bar{x} \pm s$，* $P < 0.05$ 与对照组比较

灵芝多糖拮抗黑色素瘤细胞培养上清液抑制巨噬细胞功能

李卫东、孙立新等的研究还发现，B16F10黑色素瘤细胞培养上清液，对巨噬细胞的抗肿瘤活性亦有抑制作用。在用LPS活化巨噬细胞时，加入B16F10黑色素瘤细胞培养上清液，可抑制巨噬细胞的活化，但如果同时加入不同剂量的灵芝多糖（Gl-PS），则可拮抗这种抑制作用。

与未加灵芝多糖的对照组相比，Gl-PS（0.2～12.8μg/ml）可使受抑制的巨噬细胞吞噬活性增强，Gl-PS（12.8μg/ml）可使受抑制的巨噬细胞生成较多的TNF-α（肿瘤坏死因子-α），对于受抑制的TNF-α杀伤L929肿瘤细胞之活性，Gl-PS（0.2～12.8μg/ml）也有增强的作用（图20-4～图20-6）[4]。

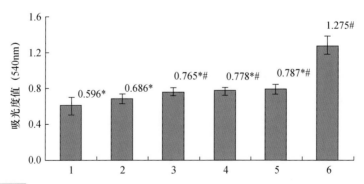

图20-4 Gl-PS拮抗黑色素瘤细胞培养上清液抑制LPS活化的巨噬细胞吞噬功能

中性红摄取试验检测巨噬细胞吞噬功能；1组为黑色素瘤细胞培养上清液对照；2～5组各为黑色素瘤细胞上清液＋Gl-PS 0.2μg/ml（2）、0.8μg/ml（3）、3.2μg/ml（4）、12.8μg/ml（5）；6组为无黑色素瘤细胞培养上清液、无Gl-PS对照。*$P < 0.05$，与第6组比较；# $P < 0.05$，与第1组比较

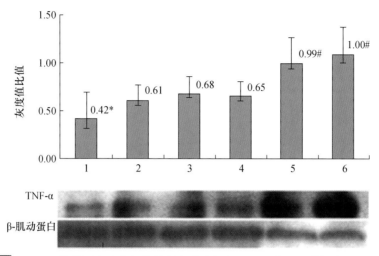

图 20-5 GI-PS 拮抗黑色素瘤细胞培养上清液抑制 LPS 活化的巨噬细胞 TNF-α 产生

Western blot 法检测 TNF-α 产生；1 组为黑色素瘤细胞培养上清液对照；2～5 组各为黑色素瘤细胞
上清液 + Gl-PS0.2μg/ml（2）、0.8μg/ml（3）、3.2μg/ml（4）、12.8μg/ml（5）；6 组为无黑色素瘤
细胞培养上清液、无 Gl-PS 对照。# P < 0.05，与第 1 组比较

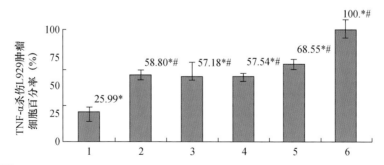

图 20-6 GI-PS 拮抗黑色素瘤细胞培养上清液抑制 LPS 活化巨噬细胞分泌的 TNF-α
杀伤 L929 肿瘤细胞的活性

1 组为黑色素瘤细胞培养上清液对照；2～5 组各为黑色素瘤细胞上清液 + Gl-PS0.2μg/ml（2）、0.8μg/ml
（3）、3.2μg/ml（4）、12.8μg/ml（5）；6 组为无黑色素瘤细胞培养上清液、无 Gl-PS 对照。* P < 0.05，
与第 6 组比较；# P < 0.05，与第 1 组比较

灵芝多糖拮抗肺癌患者血浆诱导的淋巴细胞活性抑制作用

为了让研究结果更接近临床实践，李卫东、孙立新等与临床医生合作，取得尚未做任何常规肿瘤治疗的 12 例肺癌患者的血浆，观察肺癌患者血浆对正常人外周血淋巴细胞活性的抑制作用，以及灵芝多糖的干预作用。

将不同浓度的灵芝多糖加入受肺癌患者血浆抑制的正常人外周血淋巴细胞，再用植物凝集素（PHA）活化淋巴细胞，结果发现，与未加灵芝多糖的对照组相比，Gl-PS（3.2、12.8 μg/ml）可显著增强受抑制的淋巴细胞表面抗原 CD69 的表达（图 20-7），Gl-PS（0.2～12.8 μg/ml）可显著改善受抑制的淋巴细胞增殖活性（图 20-8），Gl-PS（0.2～12.8 μg/ml）可明显提高受抑制的淋巴细胞穿孔素（Perforin）和颗粒酶 B 的表达（图 20-9、图 20-10）。后两

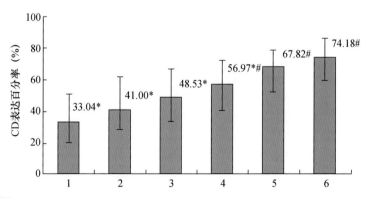

图 20-7 肺癌患者血浆抑制 PHA 诱导的单核淋巴细胞 CD69 表达及 Gl-PS 对其拮抗作用

1 组为肺癌患者血浆对照；2～5 组分别为肺癌患者血浆＋Gl-PS 0.2 μg/ml（2）、0.8 μg/ml（3）、3.2 μg/ml（4）、12.8 μg/ml（5）；6 组为健康人血浆对照。* P < 0.05，与健康人血浆对照比较；# P < 0.05，与肺癌患者血浆对照比较

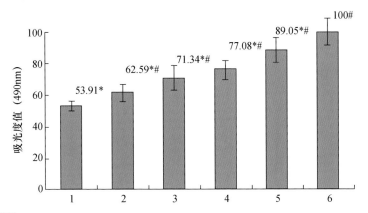

图 20-8　肺癌患者血浆抑制 PHA 诱导的单核淋巴细胞增殖及 GI-PS 对其拮抗作用

MTT 法检测单核淋巴细胞增殖；1 组为肺癌患者血浆对照；2～5 组分别为肺癌患者血浆＋Gl-PS 0.2μg/ml（2）、0.8μg/ml（3）、3.2μg/ml（4）、12.8μg/ml（5）；6 组为健康人血浆对照。* $P < 0.05$，与健康人血浆对照比较；# $P < 0.05$，与肺癌患者血浆对照比较

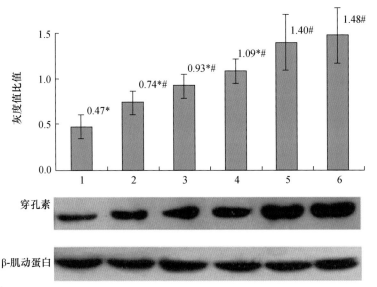

图 20-9　Western blot 检测肺癌患者血浆抑制 PHA 诱导的单核淋巴细胞的穿孔素表达及 GI-PS 对其拮抗作用

Western blot 法检测单核淋巴细胞的穿孔素表达；1 组为肺癌患者血浆对照；2～5 组分别为肺癌患者血浆＋Gl-PS 0.2μg/ml（2）、0.8μg/ml（3）、3.2μg/ml（4）、12.8μg/ml（5）；6 组为健康人血浆对照。* $P < 0.05$，与健康人血浆对照比较；# $P < 0.05$，与肺癌患者血浆对照比较

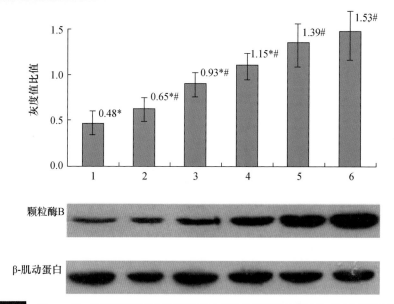

Western blot 检测肺癌患者血浆抑制 PHA 诱导的颗粒酶 B 表达及 Gl-PS 对其拮抗作用

Western blot 法检测单核淋巴细胞的颗粒酶 B；1 组为肺癌患者血浆对照；2 ～ 5 组分别为肺癌患者血浆＋ Gl-PS0.2μg/ml（2）、0.8μg/ml（3）、3.2μg/ml（4）、12.8μg/ml（5）；6 为健康人血浆对照。* $P < 0.05$，与健康人血浆对照比较；# $P < 0.05$，与肺癌患者血浆对照比较

者均为 T 淋巴细胞产生的杀伤肿瘤细胞之活性成分[5]。

结论

以上研究结果表明，灵芝多糖可以通过促进黑色素瘤细胞 MHC-1 分子和协同刺激因子 B7-1 与 B7-2 的表达，以及抑制黑色素瘤细胞分泌免疫抑制因子 IL-10、TGF-β、VEGF，增强淋巴细胞与巨噬细胞杀伤肿瘤细胞的活性，使黑色素瘤无法逃脱免疫系统的攻击。灵芝多糖拮抗肺癌患者血浆诱导的淋巴细胞活性抑制作用，更扩大了灵芝多糖抑制肿瘤免疫逃逸的应用范围。

参考文献

［1］Sun LX，Lin ZB，Duan XS. Enhanced MHC class Ⅰ and costimulatory molecules on B16F10 cells by *Ganoderma lucidum* polysaccharides. J Drug Target，2012，20（7）：582-592.

［2］Sun LX，Lin ZB，Li XJ，et al. Promoting effects of *Ganoderma lucidum* polysaccharides on B16F10 cells to activate lymphocytes. Basic Clin Pharmacol Toxicol，2011，108（3）：149-154.

［3］Sun LX，Lin ZB，Duan XS，et al. Suppression of the production of transforming growth factor β1，interleukin-10，and vascular endothelial growth factor in the B16F10 cells by *Ganoderma lucidum* polysaccharides. J Interferon Cytokine Res，2014，34（9）：667-675.

［4］Lu J，Sun LX，Lin ZB. Antagonism by *Ganoderma lucidum* polysaccharides against the suppression by culture supernatants of B16F10 melanoma cells on macrophage. Phytother Res，2014，28（2）：200-206.

［5］Sun LX，Li WO，Lin ZB. Protection against lung cancer patient plasma-induced lymphocyte suppression by *Ganoderma lucidum* polysaccharides. Cell Physiol Biochem，2014，33（2）：289-299.

（原载:《健康灵芝》2014 年，第 64 期 6 ～ 8 页和第 65 期 2 ～ 3 页）

21

灵芝「扶正固本」作用在辅助肿瘤治疗中的意义

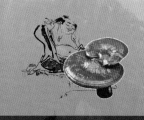

肿瘤治疗目前仍然是医学界的一个难题，任何一种疗法的有效率都是有限的，抗肿瘤药物的疗效百分率多较低，一种抗肿瘤药对某一种肿瘤能达到40%～50%有效，那就非常不错了。

灵芝对肿瘤到底有什么效果，现在有一些宣传是夸大的，说灵芝抗肿瘤效果如何好，对肿瘤有特效，等等。有一个厂家曾宣传他们的灵芝产品对肿瘤的有效率高达百分之九十八点几，这当然是不可能的，因为现在没有一个抗肿瘤药能有那么好的疗效。但是灵芝确实可用于肿瘤治疗。怎么用？用于辅助治疗。

辅助化学治疗或放射治疗

现在肿瘤的治疗方法有手术切除、化学治疗、放射治疗，或是把肿瘤切除，或是把肿瘤细胞杀死，让肿瘤消除。但是，这些疗法本身都有对患者不利的一面。

手术对人体是一个打击，但手术还是很重要的，特别是早期切除肿瘤很有必要。放射治疗和化学治疗能杀死肿瘤细胞，但敌我不分，同时也能杀死正常细胞。按照中医"扶正祛邪"治则，放射治疗和化学治疗的目的是祛邪，肿瘤是邪，但放射治疗和化学治疗在杀肿瘤细胞（邪）的同时也伤正，造成一系列严重的不良反应。

保护正常细胞，提升免疫功能

放化疗的患者如果配合使用灵芝作为辅助治疗，可以保护自身免受或者是少受放射治疗和化学治疗的伤害，如白细胞和血小板减少、恶心、呕吐、食欲减退、腹泻、脱发、肝肾损伤、免疫功能降低等。

肿瘤患者的免疫功能多已降低，放射治疗和化学治疗以后更低，不利于抗肿瘤免疫。服用灵芝后，可以提高免疫功能，保护骨髓的造血功能，保护胃肠道上皮细胞不受放化疗的伤害，灵芝的保护肝肾作用还可以减少化疗药对肝脏和肾脏的毒性，也就是灵芝产生了"扶正固本"作用。

放射治疗和化学治疗是祛邪伤正，而灵芝扶正，这样就对抗了放疗、化疗的副作用，所以灵芝对肿瘤患者主要是辅助治疗作用，或是说增效减毒作用。不能说灵芝是一种抗肿瘤药，只能说它是肿瘤放化疗的辅助治疗药。

美国人对中药辅助放化疗很感兴趣

2003 年 3 月，我去美国洛杉矶参加"2003 美国西部天然产物和绿色产品博览会"，应邀做大会报告，讲中药（植物药）作为肿瘤放化疗的辅助治疗剂在中国的应用及其理论基础，我重点介绍了灵芝的药理研究和应用情况。

在会上，美国专家告诉我，美国人对中药保护放化疗损伤很感兴趣。虽然有的西药能升白细胞，有的能止吐，但是都是单一的作用，而且这些药本身还有许多副作用。用中药作为辅助治疗的效果不错，他们非常感兴趣，所以这次大会专门设了一个专题，探讨这个问题。

疗效的宣称，需有科学的验证

灵芝对于肿瘤有效，但并不是肿瘤患者吃了灵芝都能治好。个别人确实有治好的，但这是个案，不能代表总体。个案只能是个人，个人确实可以治好，但是你要把他扩大到一个群体，可能就没效。

医学是讲究科学的，研究抗肿瘤药的临床疗效时，首先要设计好科研方案，一组用要研究的抗肿瘤药，另一组作为对照组。从医学伦理学角度考虑，对照组不能用无药效的安慰剂，但是可以用其他抗肿瘤药作为对照，然后进行比较。经过这样研究得出的结果，才能下结论。

我还要特别强调一点，肿瘤患者盼望治愈，家属也希望自己的亲属能治好，所以不惜代价来找药。作为医生和药厂老板，不能只顾着赚钱，必须要有医德，有职业道德，应该实事求是，不能夸大。

我看到新闻媒体上登的一些灵芝产品的广告，整天宣传治疗肿瘤，为什么呢？只要用夸大的广告说服了患者或家属，他们就可能不惜代价来买，这是不对的。要实事求是地告诉他们：灵芝辅助治疗肿瘤。

（原载:《健康灵芝》2004 年，第 25 期 27 ～ 28 页）

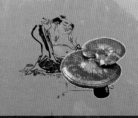

|22|

灵芝抗肿瘤研究的
思考——扶正祛邪，
与癌共存

我痴迷于灵芝研究数十年，尤其重视灵芝的免疫调节作用与抗肿瘤作用的研究，这也是国际学术界瞩目的研究领域，我与其他研究者的研究内容看起来非常相似，例如我们都在研究灵芝及其有效成分（如多糖肽、灵芝三萜类、灵芝蛋白等）的体内外抗肿瘤作用及其机制，诸如灵芝促进肿瘤坏死因子（TNF）和干扰素（IFN）的表达及增强它们的作用、灵芝诱导肿瘤细胞凋亡、灵芝抑制肿瘤细胞移动和侵袭、灵芝抑制肿瘤血管新生、灵芝逆转多药耐药的肿瘤细胞对化疗药的耐药性、灵芝对放化疗损伤的保护作用等，但我们的研究目的却非常不同。

许多学者，特别是西方学者，大多是想通过研究，从灵芝中寻找出一种具有细胞毒的成分，如三萜、蛋白、肽类或其他成分，通过抑制已知的肿瘤细胞生长过程中的不同环节，杀伤肿瘤细胞。这仍然是传统的化疗药研发思路，我曾坦率地对来实验室访问的美国同行说过，这是一条走不通的道路，成功的可能性几乎是零。

多年来我一直参与新药的研究与开发，新药研究的思路是"以终为始"，也就是说先定位研究的产品要做什么用，然后再以此为目标进行研发。因此，灵芝的研究也必须考虑其终极目的，是作为化疗药、靶向治疗药进行研究，还是作为与化疗药联合应用的辅助治疗药进行研究？灵芝与其他中药一样，有悠久的历史和临床实践经验，可作为我们研究时的借鉴。

大量的临床研究和用药实践证明：灵芝可增强身体的抗肿瘤免疫力，提高化疗药的疗效；减轻化学治疗（也包括放射治疗）引起的白细胞减少、脱发、食欲不振、恶心、呕吐、腹泻、体重减轻、肝肾损伤等毒副作用，提高肿瘤患者对化学治疗的耐受性；改善肿瘤患者的生活质量，延长患者的生命。尽管少数失去放、化疗机会的患者，单用灵芝也取得了一定效果，但更多还是用于辅助化疗和放疗治疗肿瘤。

我们的研究就是立足于这个基础上，探讨灵芝为什么能增强放、化疗的疗效？为什么能减轻放、化疗的毒副作用？为什么能提高患者的生活质量？我在《健康灵芝》第 48 期《科学理解灵芝辅助治疗肿瘤的疗效》一文（第 19章）中已对此进行论述，不再赘述。

长期以来，由于未把肿瘤看成是全身性疾病，其治疗一直是企图杀灭所有肿瘤细胞来"根治"肿瘤，而采用的放化疗却敌我不分，在杀伤肿瘤细胞的同时，也杀伤了人体免疫系统、血液系统、胃肠系统等系统的正常细胞，不仅影响治疗成效，甚至还可能致命。

近年来，学术界已提出与肿瘤"和平共处"的概念，即通过治疗控制肿瘤发展，减少肿瘤对人体的危害，长期保持患者的生活质量，使其与肿瘤共存。这与中医"扶正祛邪"的理论相符，这一理论认为，健康和疾病均属于正邪相争的不同状态，健康是由于"正气存内，邪不可干"，而疾病则是"邪之所凑，其气必虚"，但治疗疾病不一定要彻底消除外邪，只要达到"正气存内，邪不可干"即可。

联系到肿瘤发病的分子生物学机制，我们可以这样理解，每一个人体内都有癌基因和抑癌基因，由于它们在"神经-免疫-内分泌"网络的调控下，相互制约，抑癌基因占优势，多数人不患癌症；相反的，当这种调控机制发生障碍时，癌基因占了优势，就易罹患癌症。前者就是正气存内，邪（癌基因）不可干（不致病）；后者则是正气不足，邪（癌基因）占了优势，开始在体内作怪，导致癌症发生。

从中医"扶正祛邪"治则来看，肿瘤的化学治疗和放射治疗只重视了"祛邪"，而忽视了"扶正"，甚至伤及正气。灵芝在肿瘤化学治疗和放射治疗中的作用，恰是弥补了此两种疗法的不足，即真正做到了"扶正祛邪"。灵芝的多成分、多靶点的抗肿瘤作用，以及对放化疗损伤的保护作用，就是"扶正祛邪"作用的现代解释。

我不太喜欢用"和平共处"这几个字，因为这个邪（癌）很凶恶，它是不会主动讲和平的，必须与其斗争。灵芝"扶正祛邪"与癌魔斗争，就是从多条途径提高患者身体的抗肿瘤能力，提高放化疗疗效，抑制肿瘤发展，降低其危害，同时也减轻放化疗的毒副作用，提高患者生活质量，延长生命，实现其与癌共存。

（原载:《健康灵芝》2011年，第51期2～3页）

23

推荐两篇临床报告：
薄树芝配合化疗或
伽马刀放疗治疗肺癌

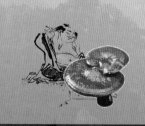

薄树芝〔*Ganoderma capense*（Lloyd）Teng〕又称薄芝，是灵芝属真菌之一，具有药用价值。薄芝糖肽注射液是从薄树芝菌丝体中提取多糖与多肽制得的一种药物，可用于治疗呼吸道感染、带状疱疹、肾病综合征、丙型肝炎、斑秃、硬皮病和肿瘤等多种疾病，我在《灵芝：从神奇到科学》和《灵芝扶正祛邪辅助治疗肿瘤》两本著作中均有一些介绍。

近两三年又有一些薄芝糖肽注射液的临床研究报告发表，在阅读这些资料时，多篇薄芝糖肽注射液辅助化疗或伽马刀放疗治疗肺癌的临床报告引起我的关注，读后发现薄树芝也和灵芝（*G. lucidum*）相似，可配合化疗或放疗治疗肺癌，发挥增效减毒作用。

薄芝糖肽注射液配合化疗，治疗晚期肺癌

经肺组织穿刺活检做病理检查确诊的 61 例肺癌患者（肺腺癌 38 例，鳞状上皮细胞癌 23 例），年龄 58 ～ 79 岁（平均 68.5 岁），按 2009 年国际抗癌联盟（UICC）制定的第 7 版 TNM 分期标准，患者均属晚期（Ⅲb ～ Ⅳ期），生活质量 Kanofsky 量表（KPS）评分 ≥ 60 分。患者随机分成两组：观察组 31 例，对照组 30 例。两组患者的年龄、性别、肺癌病理分类和病期，经统计学分析无显著性差异（$P > 0.05$）。

观察组采用紫杉醇＋顺铂化疗方案，并配合抗过敏、止吐、保肝、护胃等减轻化疗反应的药物治疗。在此基础上，给予薄芝糖肽 8ml ＋ 250ml0.9% 氯化钠注射液或 5% 葡萄糖注射液稀释后静脉滴注，连用 2 周、休息 1 周为 1 个周期，共治疗 4 个周期；对照组则采用与观察组相同的化疗方案，单纯化疗 4 个周期。

疗效评估参照 1981 年 WHO 实体肿瘤疗效评价标准进行：完全缓解（CR）表示所有可见病灶消失，并至少持续 4 周以上；部分缓解（PR）表示肿瘤缩小 50% 以上，并持续超过 4 周；稳定（SD）代表至少经过 2 个周期（即 6 周）的治疗以后，病灶无明显改善，包括病灶稳定、肿瘤缩小 < 50% 或增大 < 25%；恶化（进展，PD）表示肿瘤增大 > 25% 或出现新的病灶。总有效率（RR）= CR + PR。

不良反应评价参照 WHO 抗癌药物毒性反应标准分为 0 ～ Ⅳ 级；生活质量变化参照 KPS 量表评分标准进行，增加 10 分以上为改善，增加或减少 ≤ 10 分为稳定，减少 10 分以上为降低。

结果：比较近期疗效，观察组中完全缓解 6 例、部分缓解 17 例、稳定 5 例、恶化 3 例，总有效率 74.2%；对照组中完全缓解 4 例、部分缓解 17 例、稳定 5 例、恶化 4 例，总有效率为 70.0%。两组比较无统计学差异（P > 0.05）。

化疗不良反应主要表现为对骨髓抑制（血液常规变化）和胃肠道反应。在治疗前后血液常规变化方面，观察组与对照组有显著性差异（表 23-1）。在胃肠道反应方面，观察组中均以 Ⅱ 级为主，未发现 Ⅲ、Ⅳ 级反应；对照组中以 Ⅲ 级反应为主，发现 Ⅳ 级反应 3 例，两组比较有显著差异（P < 0.05）。至于治疗前后的生活质量 KPS 量表评分变化，观察组患者治疗前后有显著性差异，对照组则无明显区别（表 23-1）。

该报告虽是小样本的临床试验，但试验设计合理，结果显示，薄芝糖肽注射液虽不能增强化疗对晚期肺癌的疗效，却可明显减轻化疗的血液毒性，并提高患者的生活质量[1]。

表 23-1 两组肺癌患者血液常规、生活质量 KPS 量表评分变化比较（$\bar{x} \pm s$）

项目		对照组（$n = 30$）		观察组（$n = 31$）	
		化疗前	化疗后	化疗前	化疗后
血液常规检查	白细胞计数 WBC（$\times 10^9$/L）	6.8±0.15	4.15±0.61*	7.12±0.16	6.91±0.14
	红细胞计数（$\times 10^{12}$/L）	4.23±0.41	3.43±0.16*	4.03±0.11	3.69±0.12
	血红蛋白（g/L）	134±12	107±10**	133±13	129±12
	血小板 PLT（$\times 10^9$/L）	215±18	157±22**	227±13	230±11
生活质量 Kanofsky（KPS）量表评分		61.9±11	63.8±12	62.3±12.8	88.2±12.9**

注：$*P < 0.05$，$**P < 0.01$，与同组治疗前比较有显著差异

薄芝糖肽注射液联合伽马刀治疗局部晚期肺癌

84 例晚期肺癌患者（已转移者 53 例），男 53 例，女 31 例，平均年龄 57.3 岁，其中鳞状上皮细胞癌 38 例、肺腺癌 16 例、小细胞肺癌 22 例、大细胞肺癌 8 例。患者血液常规均正常，生活质量 KPS 量表评分＞ 60 分，肿瘤直径 0.8 ～ 13.4cm，均经外科会诊后认为不宜行手术切除。

将受试者随机分为联合组（伽马刀治疗＋薄芝糖肽注射液）和对照组（单纯伽马刀治疗），每组 42 例，两组患者在年龄、性别、病灶大小、临床症状和实验室检测指标等方面的差异均无统计学意义，具有可比性（$P > 0.05$）。

采用设备 SGS-I 型立体定位超级伽马射线放射治疗系统，患者均经螺旋式计算机断层扫描取得定位影像；其 3 D 立体图像重建、显示均在治疗规划系统（Treatment Planning System，TPS）上进行；计算靶体积根据肿瘤

所在位置及其大小，等剂量曲线为 50% ～ 60%，肿瘤直径＜ 5cm 者单次剂量为 3 ～ 4Gy，肿瘤直径＞ 5cm 者单次剂量为 2.5 ～ 3.5Gy，治疗总剂量为 35 ～ 45Gy；治疗 8 ～ 12 次，通常每日 1 次。

联合组从伽马刀治疗前 3 天给予静脉输注薄芝糖肽注射液，每天 6ml，每 3 周为一疗程，共三疗程；对照组则单纯进行伽马刀治疗。治疗后大部分患者的白细胞（WBC）指数和 VAS 疼痛评分均有不同程度的降低，但联合组白细胞指数平均下降程度较对照组轻，而 VAS 疼痛评分的平均下降水平则较对照组明显（$P < 0.05$）；治疗后两组患者生活质量 KPS 量表评分均高于治疗前，联合组较对照组更明显（$P < 0.05$）；癌胚抗原（CEA）水平与对照组比较则无统计学意义（$P > 0.05$），详见表 23-2。

治疗后 6 个月复查两组患者胸部计算机断层扫描，进行疗效评估，联合组患者的疗效优于对照组，差异有统计学意义（$P < 0.05$），详见表 23-3。

表 23-2 两组肺癌患者白细胞、CEA、生活质量 KPS 量表评分、VAS 疼痛评分比较（$\bar{x} \pm s$）

项目	对照组（$n = 42$）		联合组（$n = 42$）	
	化疗前	化疗后	化疗前	化疗后
白细胞计数 WBC（$\times 10^9$/L）	4.87±2.52	3.16±1.74[1]	4.65±2.65	4.08±2.14[1][2]
癌胚抗原（CEA）（ng/ml）	41.6±40.8	38.7±36.8	43.7±39.7	32.5±35.4
生活质量 Kanofsky（KPS）量表评分	63.54±15.33	65.47±10.45[1]	60.85±17.54	77.45±19.35[1][2]
VAS 疼痛评分	4.55±1.64	3.07±1.33[1]	4.58±1.95	2.33±1.21[1][2]

注：（1）与同组治疗前比较有显著性差异（$P < 0.05$）；（2）与对照组比较有显著性差异（$P < 0.05$）

表 23-3 两组肺癌患者疗效对比（例数）

组别	完全缓解（CP）	部分缓解（PR）	稳定（SD）	恶化（PD）	死亡
对照组（$n = 42$）	1	15	12	10	4
联合组（$n = 42$）	3	23	9	6	1

　　治疗期间两组均出现血液系统不良反应，尤以白细胞减少为主；患者出现非血液系统不良反应，则以胸水增加和呼吸道反应（咳嗽、咳痰、咯血等）为主。联合组患者不良反应的反应率显著低于对照组（$P < 0.05$），详见表 23-4。

表 23-4 两组肺癌患者的不良反应（例）

组别	白细胞减少	胸水增加	呼吸道反应
对照组（$n = 42$）	71.4%（30/42）	45.2%（19/42）	35.7%（15/42）
联合组（$n = 42$）	45.2%（19/42）*	23.8%（10/42）*	21.4%（9/42）*

注：* 与对照组比较有显著性差异（$P < 0.05$）

　　综合上述研究结果[2]显示，伽马刀治疗晚期肺癌效果确切，联合薄芝糖肽注射液能增强伽马刀的疗效，减轻伽马刀治疗所产生的副作用。

参考文献

［1］林志强.薄芝糖肽配合化疗治疗晚期肺癌临床观察。中国医药指南，2011，9（16）：323-324.

［2］崔屹，张明巍，吴蕾，等.伽马刀联合薄芝糖肽注射液治疗局部晚期肺癌疗效观察.武警后勤学院学报（医学版），2012，21（9）：682-684.

（原载:《健康灵芝》2012 年，第 57 期 2 ～ 4 页）

24

灵芝抗肿瘤研究的故事二则

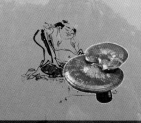

故事一：偶然发现促成了灵芝抗肿瘤血管新生的研究

20世纪80年代中期以来，我们一系列研究均证明，灵芝水提取物及其所含多糖肽具有明显的抗肿瘤作用，并证明其抗肿瘤作用主要是通过调节免疫功能而实现，并没有直接的细胞毒性。2002年博士生曹琦珍（图24-1）在实验中发现，给接种人类肺腺癌细胞（PG）的BALB/c裸鼠灌胃灵芝多糖肽，具有显著的抗肿瘤作用，这一偶然的发现让我感到惊奇，并进一步探讨它，使我们获益匪浅。

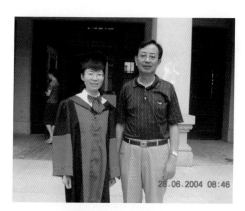

图 24-1 2004年夏，作者与刚获得博士学位的研究生曹琦珍（左）合影

众所周知，裸鼠是先天免疫功能缺陷的小鼠，按上述观点来看，不可能有像免疫功能正常小鼠一样的抗肿瘤作用。我首先想到的是，是否裸鼠种系不纯？于是让研究生检测裸鼠的免疫功能，结果发现裸鼠确实是T细胞免疫缺陷小鼠，对刀豆蛋白A（ConA）刺激全无反应，而且灵芝多糖肽对裸鼠的

巨噬细胞吞噬功能也无影响。因此，不能用"增强抗肿瘤免疫力"来解释灵芝多糖肽对裸鼠的抗肿瘤作用。那又该如何解释呢？

经过分析讨论，我们把研究目标锁定在灵芝多糖肽对肿瘤血管新生的影响，并开始实验。我们采用了学术界惯用的鸡胚尿囊膜（CAM）实验，培养8天的 CAM 上血管丰富，可用来观察药物对血管生成的影响。功夫不负有心人，我们很快就观察到灵芝多糖肽对鸡胚尿囊膜的微血管生成有抑制作用（图 24-2）。

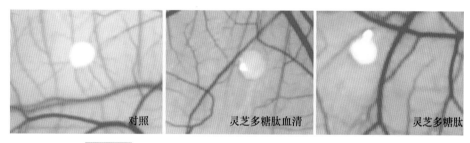

对照　　　　　　　　灵芝多糖肽血清　　　　　　　　灵芝多糖肽

图 24-2　灵芝多糖肽对鸡胚尿囊膜微血管生成的抑制作用

图片由左至右说明：对照组白色贴片（含生理盐水）周围微血管正常；灵芝多糖肽血清（含灵芝多糖肽诱生的 IFN-γ）组白色贴片处微血管显著减少；灵芝多糖肽组白色贴片（含灵芝多糖肽）周围几乎看不到微血管

这一结果鼓励我们进一步研究灵芝的抗肿瘤血管新生作用。在人类脐带血管内皮细胞（HUVEC）的实验中，我们进一步发现灵芝多糖肽有下述作用：①抑制血管内皮生长因子（VEGF）生成，抑制 HUVEC 增殖；②通过抑制抗凋亡基因（Bcl-2）表达，及促进凋亡基因（Bax）表达，而诱导 HUVEC 凋亡；③抑制在缺氧条件下培养的人类肺腺癌细胞产生血管内皮生长因子（VEGF）。

这些结果证明，直接抑制肿瘤血管新生是灵芝抗肿瘤作用的重要机制。

此外，由于 IFN-γ、IL-12 能抑制肿瘤血管新生，灵芝通过促进 IFN-γ 生成还能间接抑制肿瘤血管新生。这些研究结果先后发表在学术刊物上[1-2]，并被灵芝研究者广泛引用。

🍄 故事二：美国学者自认是第二了！

肿瘤细胞对化疗药产生耐药性是化疗失败的主要原因，灵芝与化疗药并用对癌症患者的增效减毒作用，是否也涉及影响肿瘤细胞对化疗药的耐药性？带着这个问题，我们又向新的研究领域进军了。研究室的李卫东副教授指导八年制本科阶段的实习生张博迪、魏兰，开始研究灵芝多糖 Gl-PS 对人类白血病细胞株 K562 多重耐药性的影响。

在体外培养的具有多重耐药性的白血病细胞株 K562/ADM 细胞中，加入不同浓度的灵芝多糖，可明显逆转 K562/ADM 细胞对化疗药物多柔比星（Adriamycin，又称阿霉素）的耐药性，恢复其对多柔比星的敏感性，最适浓度的灵芝多糖可使 K562/ADM 细胞对多柔比星增敏近七倍。

在激光共聚焦显微镜下，可见 K562/ADM 细胞内多柔比星的蓄积（红色荧光）明显低于敏感的 K562 细胞，加入 Gl-PS 可使 K562/ADM 细胞内多柔比星的蓄积恢复到与敏感的 K562 细胞相似的水平（图 24-3）。

进一步研究还发现[3]，Gl-PS 逆转 K562/ADM 对多柔比星的耐药性，与其下调肿瘤细胞的 P- 糖蛋白（P-gp）和多重耐药相关蛋白（MRP1）的表达相关。这一重要发现迅速在专业期刊发表，没想到这篇论文还引发了一个难忘的故事。

2008 年暑假的某一天，我接到美国贝克曼研究所肿瘤细胞生物学实验室

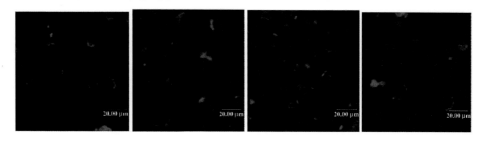

图 24-3 多柔比星在敏感或多重耐药 K562 细胞中的蓄积

图片由左至右说明：K562/ADM（多重耐药性的人类白血病细胞株）、K562（对化疗药物敏感的人类白血病细胞株）、K562/ADM ＋灵芝多糖（10mg/L）、K562/ADM ＋灵芝多糖（50mg/L）。红色荧光代表细胞内蓄积的化疗药物

David Sadava 博士的电子邮件，说他想利用来北京开会的机会访问我们的研究室，交流灵芝研究，我立即回信表示欢迎。

他来的那天，我在办公室接待他，向他介绍研究室的工作，并赠送几篇灵芝研究论文的单印本给他。他一下子就发现单印本中"灵芝多糖逆转 K562 耐药细胞株多重耐药性"的论文，稍加浏览后，便对我说："I am number two！"

原来他的实验室也在研究灵芝菌丝体提取物对敏感或多重耐药的人小细胞肺癌细胞（VPA）的影响，工作尚未结束，故有"我是第二"之说。来年他的论文发表，指出灵芝提取物可增敏依托泊苷和多柔比星对多药耐药的人小细胞肺癌细胞 VPA 的抑制作用，增敏倍数达 5 ～ 15 倍。同时还发现，灵芝提取物还可增强二药对敏感的人小细胞肺癌细胞 H69 的抑制作用。在论文的致谢栏中，他还感谢我们在北京的讨论[4]。

回顾这一往事，在为我们研究团队的成就感到骄傲之时，也很欣赏 David Sadava 博士的科研作风和学者风范。

参考文献

［1］Cao QZ，Lin ZB. Antitumor and anti-angiogenic activity of *Ganoderma lucidum* polysaccharides peptide. Acta Pharmacol Sin，2004，25（6）：833-838.

［2］Cao QZ，Lin ZB. *Ganoderma lucidum* polysaccharides peptide inhibits the growth of vascular endothelial cell and the induction of VEGF in human lung cancer cell. Life Sciences，2006（78）：1457-1463.

［3］Li WD，Zhang BD，Wei R，et al. Reversal effect of *Ganoderma lucidum* polysaccharide on multidrug resistance in K562/ADM cell line1. Acta Pharmacol Sin，2008，29（5）：620-627.

［4］David Sadava，David W. Still，Ryan R. et al. Effect of Ganoderma on drug-sensitive and multidrug-resistant small-cell lung carcinoma cells. Cancer Letters，2009（277）：182-189.

（原载:《健康灵芝》2013 年，第 61 期 2～3 页）

从日本福岛核泄漏事故，谈灵芝的抗辐射作用

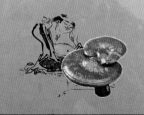

2011 年 3 月 11 日日本东北地区 9.0 级地震发生后，受海啸影响，福岛第一电厂发生核泄漏，引发社会大众对核辐射的恐惧，也让许多人着实慌乱了一阵，抢购含碘盐、碘片，买辐射防护服等，无奇不有。之后，为了消除慌乱与恐惧，新闻媒体大量刊载有关核辐射的常识，以及预防核辐射的方法，其中不乏有关中药和保健食品。由此，我回顾了灵芝抗辐射作用的研究。

最早的灵芝抗辐射研究

20 世纪 70 年代后期，为了观察灵芝子实体提取物增强小鼠抵抗恶劣环境（条件）的影响，我们设计了一系列实验，如抗缺氧、抗寒冷、抗高温、抗疲劳、抗辐射等。

当时，我们还没有钴 -60（^{60}Co）的辐射设备，所以每次都要用学校的小轿车护送几十只实验用的小鼠，去中国农业科学院的 ^{60}Co 辐照实验室进行照射，在那个全民骑自行车的年代，也算是很奢侈的了。

实验时，把每只小鼠固定在特制的玻璃圆筒中，等距离环绕在 ^{60}Co 源周围，接受 ^{60}Co γ 射线全身照射 15 分钟，^{60}Co 射线剂量率为 60.4R/min（约529.1mGy/min），总照射剂量为 906R（约 7.9Gy）。照射后将小鼠运回实验室饲养，观察 30 天的死亡率。

结果发现，事先给小鼠灌胃灵芝提取液（相当于子实体 10g/kg）20 天，小鼠照射后 30 天的死亡率为 44.4%，而灌胃生理食盐水的对照组小鼠则为70.4%。在 ^{60}Co γ 射线照射后，给小鼠注射同样剂量的灵芝液治疗，两组照射后 30 天死亡率无明显差异，但可使动物的平均存活时间明显延长。此一发现于 1980 年以中、英文发表于《科学通报》上，是第一篇灵芝抗辐射的研究论文，受到学术界的关注。

科学是经得起重复的

科学的实验结果是应该能经得起重复的。时隔十余年后，一些实验室的研究也获得相似的结果：

（1）灵芝提取物对小鼠 X 线照射所致损伤具有一定的保护作用，可轻度增加照射 30 天的存活率，促进照射后小鼠体重和血液指标的恢复。

（2）灵芝提取物预防性给药，对 4Gy γ 射线照射小鼠所致损伤有明显的保护作用，能明显改善因照射引起的白细胞减少和免疫功能降低。

（3）给小鼠灌胃灵芝孢子粉，能减轻 ^{60}Co γ 射线引起的白细胞减少，并提高小鼠的存活率。

（4）在 X 射线照射前，给小鼠喂食灵芝菌丝体水提取物（MAK），对小鼠 X 射线照射损伤具有保护作用，可显著延长小鼠存活时间，并增加小肠腺细胞的存活率。

这些研究都证明灵芝子实体、菌丝体和孢子粉具有抗辐射损伤作用。

临床有效才是最科学的

灵芝的抗辐射作用目前已用到临床，其一是减轻肿瘤放射治疗的损伤，如白细胞减少、胃肠道反应（如呕吐）、免疫功能降低等，这些内容我在专栏中已多次提及。其二是治疗白细胞减少症。

白细胞减少症是指外周血液里的白细胞低于 $3.5×10^9/L$，其原因尚未完全清楚，可能与环境中物理化学污染的影响、身体的遗传或免疫机制障碍等有关，前者中就包括各种辐射因素的影响。

从临床白细胞正常值标准的变化，也可以看出人类生存环境的恶化。1960 年我在临床实习时，白细胞总数的正常值下限是 $6.0×10^9/L$，随时间推移，此值降至 $5.0×10^9/L$，再降至今天的 $3.5×10^9/L$，可说是每况愈下。

一些初步的临床观察显示，灵芝对各种原因引起的白细胞减少症有效。例如：使用灵芝胶囊（含灵芝菌丝及其固体培养基的乙醇提取物）治疗白细胞减少症 52 例，治疗前白细胞总数均少于 $4000/mm^3$。每次口服灵芝胶囊 4 粒，一日 3 次，共 10 ～ 14 天。治疗后，52 例患者的白细胞总数平均提高 $1028/mm^3$，总有效率 84.6%。

其中白细胞总数较服药前增加 $2000/mm^3$ 以上者（显效）有 11 例，占 21.15%；白细胞总数较服药前增加 1000 ～ $2000/mm^3$ 者（进步）有 12 例，占 23.1%；白细胞总数较服药前增加 500 ～ $1000/mm^3$ 者（好转）有 21 例，占 40.4%；无效者 8 例，占 15.4%。治疗后白细胞总数升高至 4000 ～ $6700/mm^3$ 者共计 30 例，其中用药 20 天的受试者，又比用药 10 天者的疗效更好。

又如：使用灵芝菌丝片（所用的菌丝包括固体培养基成分）治疗 60 例白细胞减少症患者，该组病例治疗前白细胞总数均在 $4500/mm^3$ 以下，病因明确者 9 例（因长期接触汽油、柴油者 3 例，慢性疾病者 6 例），不明原因者 51 例。经服用灵芝菌丝片（每片 0.4g，每次 3 片，每日 2 次）10 ～ 30 天后，白细胞总数平均提高 $1428/mm^3$，总有效率 81.7%，恢复正常者占 75%；头晕、乏力、失眠等自觉症状亦有不同程度的改善。

上述各项研究结果说明，灵芝对辐射损伤确实有一定的保护作用，也许久用灵芝保健的人群，对核辐射的抵抗力要比一般人更强一些。当然此一假设还需要进一步的研究来加以证明。

　　　　　　　　（原载:《健康灵芝》2011 年，第 52 期 2～3 页）

26

科学解析灵芝孢子粉的药用价值

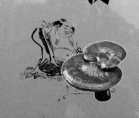

2015 年 8 月，我因感冒发烧未能参加在浙江龙泉召开的灵芝大会，错过一次与同行直接交流的机会，但会后会议主办单位将会议论文集及报告人的投影片（PPT）寄送给我，使我对会议有了全面的了解。

可以肯定的是，此次会议交流了灵芝研发的成果和经验，讨论了灵芝产业中存在的问题及相应对策，十分利于灵芝的研究与开发。从会议资料中看出少数与会学者质疑灵芝孢子粉的药用价值，会后也有一些灵芝学术界和产业界的人士谈及此事，希望我谈一谈对灵芝孢子粉的看法，这就是我撰写此文的背景。

灵芝孢子粉研究的历史

灵芝（*Ganoderma lucidum*）孢子粉由成熟的灵芝子实体弹射的孢子堆积而成（图 26-1）。早在百余年前，人们就在显微镜下看到孢子的形态特征，并以此作为灵芝属真菌分类的一种依据（图 26-2 和 26-3）。

20 世纪 80 年代，中国已有少数灵芝孢子粉的医药研究论文发表，例如：

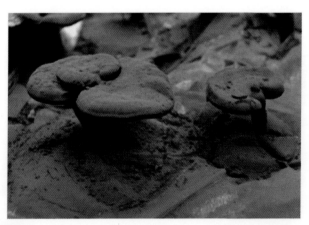

图 26-1　灵芝已成熟，大量弹射孢子粉，可见菌盖上下布满孢子粉

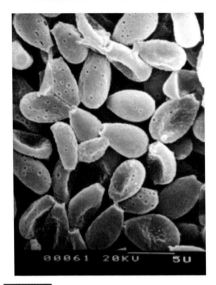

图 26-2　赤芝孢子（本图摘选自"灵芝新闻网"）

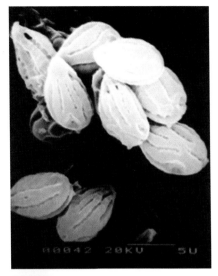

图 26-3　紫芝孢子（本图摘选自"灵芝新闻网"）

赤芝孢子粉（注射液）的药理作用（1988）、应用赤芝孢子粉制剂治疗 10 例萎缩性肌强直的临床观察（1981）等。

随后，特别是进入 21 世纪以来，灵芝孢子粉研究的论文快速增加。截至 2016 年 1 月，以"灵芝孢子粉＋篇名"作检索词进行检索，中国知网（CNKI）已收录灵芝孢子粉生物医药论文 333 篇；同期，美国 Pub-Med 网站收录孢子粉生物医药论文 166 篇。

这些论文涉及灵芝孢子粉的采收、重金属和农药残留的检测、破壁和提取工艺、质量控制、化学成分、药理作用、安全性评估和临床应用等多方面的研究，为应用孢子粉保健和防病治病提供了理论依据。同时，孢子粉的产品（药品和保健食品）也大量上市，影响力日增，许多人甚至误认为灵芝孢子粉就是灵芝。

《健康灵芝》第 68 期（10 ～ 15 页）介绍菌物学家张树庭教授（图 26-4）

在龙泉灵芝大会的报告中，已详细定义灵芝子实体、菌丝体和孢子，读者可以参阅。要强调的是，一个成熟的灵芝子实体中包含了灵芝菌丝体和孢子，因此作为药用的灵芝子实体提取物中，既含有菌丝体的成分，也含有灵芝孢子的成分，这是最为理想的。

质量好的灵芝子实体，是在其边缘的白色或淡黄色生长线刚刚消失（图26-5），未弹射或少量弹射灵芝孢子粉时采收的。大量弹射灵芝孢子粉后的子

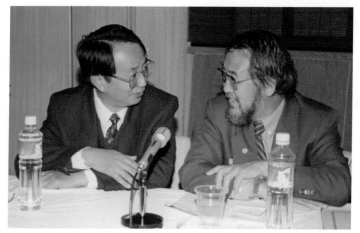

图26-4 作者与香港中文大学张树庭教授（右）在 1994 国际灵芝研究学术会议（1994年 10 月 24 ～ 26 日，北京）上

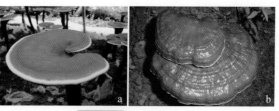

图26-5 灵芝子实体

a. 灵芝尚未成熟，可见菌盖周边的淡黄色生长线；b. 灵芝已成熟，菌盖周边的淡黄色生长线已消失

实体，菌体比重低，质量很差，药用价值也随之降低。

为什么灵芝孢子粉要破壁？

灵芝孢子粉含有多糖类、三萜类、氨基酸多肽类、甾醇类（固醇类）、生物碱类、脂肪酸类、维生素类、无机离子等化学成分。已知其多糖类、三萜类、甾醇类是主要活性成分。

为什么灵芝孢子粉要破壁？许多研究证明，灵芝孢子经破壁处理后，有利于其活性成分的提取。例如：从破壁率95%的灵芝孢子粉提取的粗脂肪（6.35%）和水溶性多糖（2.18%）含量，分别比未破壁的灵芝孢子粉提高了38.95%和20.83%。以灵芝酸A、B、C和赤芝酸A为标准品，检测破壁率85%的灵芝孢子粉三氯甲烷提取物中的三萜含量，结果破壁灵芝孢子粉中4种三萜含量均高于未破壁的灵芝孢子粉。

采用改良的"苯酚-硫酸法"比较破壁与未破壁灵芝孢子粉释放多糖的能力时，发现37℃、沸水浴和水煮条件下，破壁灵芝孢子粉比未破壁灵芝孢子粉的多糖释放量，分别高出118.4%、87.5%和69.6%。

采用Somogyi铜试剂比色法和Folin酚法比较破壁与未破壁灵芝孢子粉还原性糖和多肽的含量，发现无论采用酸提取还是水提取的方法，破壁灵芝孢子粉提取液中还原性糖和多肽的含量，均明显高于等量的未破壁者。而连续水煮3次，破壁灵芝孢子粉提取液中还原性糖和多肽的含量（%）分别为71.6、23.9、4.5和56.8、38.8、4.4；未破壁孢子粉则分别为64.9、18.5、16.6和54.5、35.5、10.0。

药理研究也发现，灵芝孢子粉破壁后与破壁前相比，可明显增强二硝基氟苯诱导的小鼠迟发型过敏反应和血清溶血素反应，显示破壁与未破壁的灵芝孢子粉有活性上的不同。

为了观察破壁或未破壁所提取的灵芝孢子多糖的药理作用有无差异，我们研究了从破壁孢子粉和未破壁孢子粉中提取的多糖 Gl-BSP 和 Gl-SP 对小鼠免疫功能的影响。结果发现：

在促进刀豆蛋白 A（Con A）诱导淋巴细胞增殖，促进混合淋巴细胞培养反应（MLR），刺激白介素 -2（IL-2）、干扰素 - γ（IFN- γ）等细胞因子的分泌，或是增加 T 细胞亚型 CD4$^+$和 CD8$^+$的数量方面，Gl-BSP 的作用都比 Gl-SP 更强。初步推测，很可能与破壁使 Gl-BSP 含有更多来自灵芝孢子细胞壁中的多糖有关。

孢子粉破壁后，破碎的细胞壁与孢子油混在一起，遇空气易氧化变质，故需要密封保存，许多生产企业均能做到这点。最理想的做法是工业化提取孢子粉，将孢子粉提取物用于进一步加工做成产品，现在已有厂家实现。

灵芝孢子粉的药理作用

大量的药理研究证明，灵芝孢子粉、孢子粉提取物及其有效成分具有广泛的药理作用，概括如下：

免疫调节作用

灵芝孢子粉、孢子粉水提取物和孢子多糖，可显著增强单核吞噬细胞与自然杀伤细胞的功能，增强小鼠迟发型过敏反应，促进刀豆蛋白 A（ConA）

或植物血凝素（PHA）诱导的小鼠脾淋巴细胞增殖，促进小鼠脾细胞白介素 -2、干扰素 - γ 分泌，促进小鼠 IgM 抗体生成，以及拮抗肾上腺皮质激素的免疫抑制作用。

相反，灵芝孢子粉的醇提取物则可抑制小鼠迟发型过敏反应、淋巴细胞增殖反应和小鼠脾细胞白介素 -2 的生成。三萜类化合物灵芝醇（Ganoderiol）F、灵芝萜酮二醇（Ganodermanondiol）、灵芝萜酮三醇（Ganodermanontriol）则具有抗补体活性。

此外灵芝孢子粉还能明显改善老年小鼠的免疫功能，其作用包括：提高胸腺指数、脾指数和溶血素效价，增加腹腔巨噬细胞和中性粒细胞的吞噬功能等。

抗肿瘤作用

灌胃灵芝孢子粉、孢子粉水提取物、破壁孢子多糖、破壁孢子中提取的脂质成分，对多种小鼠移植性肿瘤增殖，如：S-180 肉瘤、肝癌、网状肉瘤、非小细胞肺癌（LA795）、淋巴瘤、乳腺癌（MCF7）等，都有抑制作用。

我们的研究发现，灌胃破壁灵芝孢子多糖 Gl-BSP，对小鼠的移植性 S-180 肉瘤具有显著抑制作用，但 Gl-BSP 对体外培养的 S-180 肉瘤细胞和肺癌 PG 细胞无抑制作用，即它无直接细胞毒作用。

给 S-180 肉瘤小鼠灌胃 Gl-BSP，能显著增强其体内巨噬细胞的吞噬功能，提升自然杀伤细胞的杀伤活性，增加 CD4$^+$ 和 CD8$^+$ T 细胞的百分比和两者的比值，提高血清细胞因子（IL-2、IFN- γ 和 TNF- α）和一氧化氮（NO）的浓度。且此结果与我们用灵芝子实体多糖提取物进行试验的结果一致，说明灵芝孢子粉及其所含多糖的抗肿瘤作用，与其增强机体的抗肿瘤免疫力密切相关。

此外，灵芝孢子粉还能明显增强化疗药环磷酰胺（Cyclophosphamide）的抗肿瘤作用，并减少其对免疫系统、血液和肝的毒性。同时，灵芝孢子粉亦对小鼠具有辐射防护作用，可显著延长接受 75Gy^{60}Co 射线照射小鼠的平均存活时间，提高、照射后 30 天存活率和白细胞总数。

体外试验也发现，孢子粉可抑制人类卵巢癌细胞增殖；破壁孢子的醇提取物能抑制人类子宫颈癌细胞（HeLa）、人类肝癌细胞（HepG2）、人类白血病细胞（HL-60）增殖；从孢子中提取的三萜类化合物对体外培养的小鼠纤维肉瘤细胞（Meth-A）和小鼠肺癌细胞（LLC）具有细胞毒作用，其中赤芝醇 A 和 B（Lucidumol A 和 B）、灵芝萜酮二醇、灵芝醇 F、灵芝萜酮三醇对这两种癌细胞株有较强的细胞毒作用。

综合多项研究结果可知，孢子粉及其醇提取物的抗肿瘤作用机制，主要与①影响肿瘤细胞周期，②诱导肿瘤细胞凋亡和分化，③抑制肿瘤细胞的侵袭、转移，④抑制肿瘤血管新生等有关。

保肝作用

灵芝孢子粉、孢子油、孢子粉脂溶部分分离得到的赤芝孢子酸 A，对小鼠 D- 氨基半乳糖、四氯化碳（CCl$_4$）引起的肝损伤有明显的保护作用，可使升高的谷丙转氨酶（ALT）和谷草转氨酶（AST）降至接近正常水平，并获肝组织病理学检查结果证实。

破壁灵芝孢子粉能够明显降低四氯化碳所致的慢性肝损伤小鼠血清 ALT

及 AST 的浓度，降低血清透明质酸（Hyaluronic Acid）和Ⅳ型胶原蛋白的含量，因而具有一定的抗肝纤维化作用。

降低血糖、血脂和血压作用

灵芝孢子粉醇提取物的水溶部分，不仅能降低四氧嘧啶所致糖尿病小鼠升高的血糖，改善糖尿病小鼠的葡萄糖耐量，减少糖尿病小鼠的饮水量，还可拮抗小鼠因腹腔注射葡萄糖或肾上腺素引起的血糖升高，但不降低正常小鼠的血糖。

灵芝孢子粉醇提取物的水溶部分，对链脲佐菌素（STZ）所致的糖尿病大鼠有明显的降血糖作用，可增加糖耐量，并使胰岛素浓度升高。其作用机制可能是对 STZ 损伤的胰岛 β 细胞有保护作用，或恢复部分受损的胰岛 β 细胞功能，或促进残存的胰岛 β 细胞释放胰岛素。

灵芝孢子粉还可通过调节糖尿病大鼠附睾细胞钙离子（Ca^{2+}）稳态，预防线粒体损伤，阻止或减少并发症的发生。在 STZ 及高糖高脂饮食诱发的 2 型糖尿病大鼠，灌胃灵芝孢子粉 3 个月后，与对照组比较，发现孢子粉组大鼠视网膜中的脂质过氧化终产物丙二醛（MDA）含量降低，超氧化物歧化酶（SOD）、血清一氧化氮、一氧化氮合成酶（NOS）浓度升高。这表示灵芝孢子粉能增强糖尿病大鼠的抗氧化能力，减轻视网膜遭受的氧化损伤，对糖尿病视网膜病变有一定的保护作用。

给高脂模型大鼠灌胃灵芝孢子粉，可显著降低血清总胆固醇、三酰甘油。赤芝孢子粉（肌生注射液）还可大幅改善离体大鼠心脏的功能，增加冠状动脉流量，提升冠状动脉灌流液中乳酸脱氢酶（LDH）、肌酸激酶（CK）的活性，并使丙二醛含量明显低于对照组，超氧化物歧化酶活性显著高于对照组，病理损伤也较对照组轻，这些结果都显示灵芝孢子粉具有一定的心脏保护作用。

红景天及灵芝孢子粉单独或联合应用，都可显著降低自发性高血压大鼠的收缩压、舒张压及心肌肥大指数，并增高肉毒碱棕榈酰转移酶1（CPT-1）mRNA表达。红景天及灵芝孢子粉联合应用，还可升高血清脂联素、心肌组织脂联素受体1（AdipoR1）和磷酸化AMP依赖蛋白激酶（AMPK）的含量，这表示红景天和灵芝孢子粉可改善自发性高血压大鼠血流动力学，并增加脂联素和其相关信号转导分子的表达。

提高机体抗缺氧能力和清除自由基的作用

以皮下注射方式给予小鼠灵芝孢子粉醇提干浸膏，可明显延长正常小鼠在缺氧状态下的平均生存时间。

采用1,1-二苯基-2-三硝基苯肼（DPPH）、2,2′氨基-二（3-乙基-苯并噻唑啉磺酸-6）铵盐（ABTS）、总抗氧化能力、羟自由基和超氧阴离子的清除能力，测定破壁率98%以上的灵芝孢子粉的抗氧化活性，结果显示：破壁孢子粉95%醇提取物清除DPPH、ABTS和羟自由基的半数有效浓度（EC_{50}），较未破壁孢子粉95%醇提取物分别低了46.53%、77.11%和69.51%，反映抗氧化能力的FRAP值和反映氧自由基吸收能力的ORAC值则分别高出287.87%和30.18%。

此结果表明，破壁孢子粉抗氧化清除自由基的活性，比未破壁灵芝孢子粉强。体外羟基自由基清除实验还发现，超声波破壁灵芝孢子粉，较未破壁孢子粉的抗氧化能力多，高出10%。

镇静催眠、抗抑郁、抗癫痫和抗帕金森病作用

皮下注射灵芝孢子粉水提取物（肌生注射液）有很好的镇静催眠作用，可明显减少小鼠自主活动，延长腹腔注射戊巴比妥钠（一种镇静剂）小鼠的睡眠时间，增强阈下剂量戊巴比妥钠对小鼠的睡眠作用。

采用 Morris 水迷宫法检测大鼠的学习和记忆能力，发现慢性脑缺血模型大鼠均有学习记忆障碍，但在长期（8 周）且大剂量灌胃灵芝孢子粉治疗后，大鼠的学习记忆能力有明显改善。

灌胃灵芝孢子粉有抗抑郁作用，能显著改善抑郁大鼠的学习与记忆能力，大幅降低抑郁大鼠血清中细胞因子（IL-6、TNF-α）的含量，减少抑郁大鼠脑内去甲肾上腺素的含量，增加 5- 羟色胺的含量，并增加抑郁大鼠脑内海马区神经营养因子的蛋白表达。

灵芝孢子粉抗癫痫作用及其机制的研究是一令人瞩目的课题，近十年已有 20 篇左右论文发表。我特别看重《苯妥英钠与灵芝孢子粉联合用药治疗癫痫大鼠的实验研究》一文[1]，作者发现，孢子粉不仅能显著增强抗癫痫药苯妥英钠的抗癫痫作用，亦可有效降低癫痫大鼠的癫痫发作程度，减少癫痫发作次数，缩短发作持续时间，同时还能大幅降低脑电图癫痫波的发放频率及波幅，并减轻癫痫造成的大脑海马区损伤。该文为孢子粉与抗癫痫药并用治疗癫痫，提供了理论依据。

另一篇论文《灵芝孢子粉对戊四氮慢性点燃大鼠学习记忆及胆碱乙酰转移酶、乙酰胆碱酯酶活性的影响》[2]则发现，灌胃灵芝孢子粉能抑制大鼠脑海马区乙酰胆碱酯酶（AChE）的活性，并增加胆碱乙酰转移酶（ChAt）的活性，进而提高乙酰胆碱（Acetylcholine）的含量，改善戊四氮诱发的癫痫大鼠

的学习记忆功能。

在 6- 羟多巴胺诱发的帕金森病模型大鼠，灵芝孢子粉可明显降低大鼠脑组织中丙二醛、一氧化氮和肿瘤坏死因子 - α（TNF-α）的含量，同时增加谷胱甘肽（GSH）的浓度，提高超氧化物歧化酶、谷胱甘肽过氧化物酶（GSH-Px）的活性；若预先以孢子粉处理，还可改善帕金森病组大鼠脑部黑质组织病理学的改变。结果表明，灵芝孢子粉能减轻 6- 羟多巴胺所致的氧化应激损伤和神经炎症反应，对帕金森病模型大鼠具有保护作用。

其他作用

灵芝孢子油抑制 N- 甲基–亚硝基脲（MNU）引起的视网膜光感细胞凋亡，可剂量依赖性地拮抗 MNU 损伤大鼠视网膜电图（ERGA）和 A、B 波波幅的降低，并改善视网膜功能。

灵芝孢子粉有平喘作用，可延长哮喘豚鼠引喘潜伏期，降低气道阻力，减轻肺组织炎症病变，以及抑制肥大细胞释放类胰蛋白酶等。灵芝孢子粉亦可减轻除草剂百草枯（paraquat）中毒大鼠肺组织的损伤，其机制可能与抑制转化生长因子 - β1（TGF-β1）的表达、降低肺组织 TNF-α 含量及血清 IL-6 水平有关。

在脂多糖诱导的人支气管上皮细胞损伤模型，灵芝孢子粉可明显提高人支气管上皮细胞的活力，降低细胞上清液中的 MDA、TNF-α 和 IL-6 浓度，增加 SOD 的含量，并减少细胞内 NF-κB 蛋白的表达，显示对于脂多糖诱导的人支气管上皮细胞损伤有保护作用。

灵芝孢子粉可明显改善化疗药多柔比星（Adriamycin）肾病大鼠的肾功

能和肾脏病理改变：于治疗的第 2 ～ 6 周明显降低尿蛋白和血清胆固醇，提升血清蛋白，肾功能检测显示血清尿素氮及肌酐均有不同程度改善，同时，病理学检测亦可见肾小球硬化程度和肾小球系膜增生率明显减轻。

🍄 灵芝孢子粉的临床研究

孢子粉的临床研究尚少，多集中在辅助治疗肿瘤的研究。已有多篇公开发表的临床研究论文，证明孢子粉可辅助化疗或手术治疗多种肿瘤，提高疗效和生活质量，减轻化疗的副作用，延长癌症患者的生存期等。这些论文包括：孢子粉胶囊对脾虚证肿瘤放化疗患者临床疗效的研究（1997）、孢子粉辅助化疗治疗消化系统肿瘤的临床观察（1999）、灵芝孢子对原发性肝癌术后复发影响的研究（2012）、灵芝孢子对原发性肝癌术后肝功能影响的研究（2012）、灵芝孢子粉对肝细胞肝癌患者术后细胞免疫功能的影响（2013）、灵芝孢子对老年子宫颈癌患者外周血 T 淋巴细胞亚群及 VEGF 的影响（2014）、Spore powder of *Ganoderma lucidum* improves cancer-related fatigue in breast cancer patients undergoing endocrine therapy：a pilot clinical trial（2012），以及 Clinical characteristics of gynecologic cancer patients who respond to salvage treatment with lingzhi（2014）等。

其中，《灵芝孢子粉对接受内分泌治疗的乳腺癌患者的癌相关性疲劳的改善作用》一文，首次提出灵芝孢子粉治疗癌因性疲劳的概念[3]。该研究将 48 名进行内分泌治疗具有癌相关性疲劳症状的乳腺癌患者随机分为试验组和对照组。试验组患者接受口服灵芝孢子粉每次 1000mg，一日 3 次，共治疗 4 周。对照组服用安慰剂治疗。在治疗前后，患者进行癌症治疗相关疲乏功能评估表（FACIT-F），焦虑及抑郁量表（HADS），欧洲癌症研究与治疗组织生活质量问卷表（EORTC QLQ-C30）的评估。并检测患者血液中的 TNF-α 和 IL-6 的水平和肝肾功能。应用配对检验及回归分析对结果进行统计学分析。

　　FACIT-F 评估结果显示，与对照组相比，试验组患者接受灵芝孢子粉治疗后身体状况评分及疲劳程度评分均明显升高，即身体状况改善，疲劳程度减轻（表 26-1）。HADS 及 EORTC QLQ-C30 结果显示，试验组患者

表 26-1　乳腺癌患者 FACIT-F 评分

指标（评分范围）	试验组（$n = 25$）	对照组（$n = 23$）
体能（0～28）		
用药前	20.35±4.07	19.43±4.19
用药后	24.62±3.27**##	20.65±3.97
社交/家庭（0～28）		
用药前	21.35±3.91	20.89±3.91
用药后	22.37±3.61	21.12±4.07
情绪（0～24）		
用药前	17.61±4.00	16.73±3.87
用药后	21.49±2.21*#	17.99±2.07
功能（0～28）		
用药前	17.87±4.93	17.35±4.87
用药后	22.87±5.13*#	18.29±3.79
疲劳分量（0～52）		
用药前	39.76±5.10	40.35±6.10
用药后	46.78±5.07**##	40.92±5.62
总分（0～160）		
用药前	120.31±20.15	119.65±18.99
用药后	141.09±17.23**##	121.01±19.13

$* P < 0.05$，$** P < 0.01$，与试验组用药前比较；$\# P < 0.05$，$\#\# P < 0.01$，与对照组用药后比较

的焦虑及抑郁程度降低及生活质量满意度增高（表 26-2 和表 26-3）。试验组患者用药前后血液中 TNF-α 分别为 128.70pg/ml 和 71.89±10.76pg/ml，IL-6 分别为 62.43pg/ml 和 37.62±13.36pg/ml，用药后 4 周血液中癌相关性疲劳的标志物 TNF-α 和 IL-6 均明显降低，对照组则无明显变化（图 26-6 和 26-7）。表明灵芝孢子粉可改善接受内分泌治疗乳腺癌患者的癌相关性疲劳，改善患者的抑郁程度，提高生活质量。服用灵芝孢子粉过程中无严

表 26-2　乳腺癌患者焦虑及抑郁量表（HADS）评分

症状评分	试验组（n = 25）	对照组（n = 23）
焦虑		
用药前	6.3±3.2	6.5±3.4
用药后	4.1±2.9*#	6.1±3.2
抑郁		
用药前	4.9±3.8	4.8±3.1
用药后	3.1±2.8**##	4.6±2.9
总计		
用药前	10.9±4.1	10.8±3.9
用药后	7.1±3.1**##	9.8±3.4

* $P < 0.05$，** $P < 0.01$，与试验组用药前比较；# $P < 0.05$，## $P < 0.01$，与对照组用药后比较

表 26-3　乳腺癌患者 EORTC QLQ–C30 症状评分

症状评分	试验组（n = 25）	对照组（n = 23）
疲劳		
用药前	43.7±17.9	42.3±15.7
用药后	31.1±18.1**##	40.2±16.8
疼痛		
用药前	32.4±12.7	31.3±13.6
用药后	29.3±14.6	30.7±17.3

续表

症状评分	试验组（n = 25）	对照组（n = 23）
睡眠障碍		
用药前	56.5±21.8	55.8±22.6
用药后	42.3±26.2**##	53.9±24.8
食欲不振		
用药前	32.5±19.3	32.3±17.4
用药后	24.3±18.4*#	30.3±16.5
便秘		
用药前	31.1±11.4	32.5±12.8
用药后	28.2±13.3	30.6±14.7
腹泻		
用药前	12.9±10.9	12.7±10.5
用药后	11.8±8.8	10.6±9.6

* $P < 0.05$，** $P < 0.01$，与试验组用药前比较；# $P < 0.05$，## $P < 0.01$，与对照组用药后比较

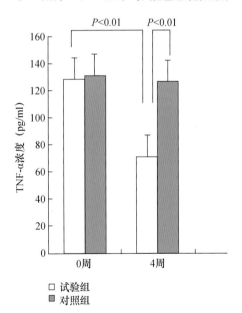

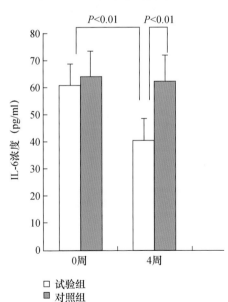

图 26-6 试验组和对照组给药前和给药后 4 周 TNF-α 血浓度

图 26-7 试验组和对照组给药前和给药后 4 周 IL-6 血浓度

重不良反应发生。

此外，还有一些临床研究观察灵芝孢子粉产品对其他疾病的疗效：破壁灵芝孢子粉治疗男性更年期综合征患者有较好的疗效，与对照组比较，可明显改善患者不适、缺氧、心悸、健忘、激动、抑郁、阳痿等症状，中老年男子部分雄激素缺乏自我评分（SRS）和 Zung 抑郁量表评分显著减低（总分值小，疗效好），血清睾固酮、超氧化物歧化酶浓度明显增加，丙二醛浓度则明显降低。

灵芝孢子油胶囊联合干扰素 -A2b 可提高慢性乙型病毒性肝炎患者 HBV-DNA 的转阴率。赤芝孢子注射液用于多发性硬化、萎缩性肌强直均有一定疗效，可缓解症状、改善肌力。

灵孢多糖注射对吉兰-巴雷综合征（Guillain-Barré Syndrome，GBS）有一定疗效，与对照组比较，反映患者功能恢复的 ADL 量表评分明显增加，血清中白介素 -6 浓度明显降低，白介素 -4（IL-4）浓度则显著升高。

GBS 是一种外周神经的发炎性脱髓鞘疾病，属于自身免疫性疾病，灵孢多糖可能通过抑制患者由自身免疫反应导致的细胞及体液免疫反应，控制炎症细胞浸润、抗体产生、膜攻击复合物形成等对髓鞘的攻击，促进髓鞘的修复，促使 GBS 逐渐恢复。

孢子粉药用价值可信，临床研究和产品质量尚待加强

尽管灵芝孢子粉的研究较灵芝子实体的研究起步晚，但经过二十余年大量且深入的研究和应用实践，已证明其有效性。我在 2010 年主持中国科学技

术协会第六次"科学理解传统医学"论坛时讲过，"（传统医学）有效就是科学，能说明为什么有效，就更加科学"。上面概述的灵芝孢子粉的研究已初步达到此一水平，因此不必怀疑其药用价值。

作为灵芝现代研究的一部分，孢子粉的研究还有许多工作要做。首先应加强产品的研究，生产灵芝孢子粉提取物制剂替代孢子粉或破壁孢子粉制剂，是一可取的选项。其次，孢子粉中多糖和三萜酸含量的研究必须解决标准品的问题，用葡萄糖和齐墩果酸（或熊果酸）做标准品是不可取的，此为造成产品中多糖和三萜酸含量差异的主要原因。

至于产品有效性的研究方面，灵芝孢子粉薄弱的环节是临床有效性的研究，如果每一个企业都对自己的产品进行临床研究或人体保健功能的研究，即可显著提高产品的科技含量。最后要强调的是，解决国内外灵芝市场的乱象，除了靠科学之外，还要靠从业者的诚信，唯有每一批灵芝产品都如其包装所标示，且安全有效、质量可控，才是灵芝产业发扬光大之时。

参考文献

［1］刘雪玲，李开飞，陈晓瑜，等．苯妥英钠与灵芝孢子粉联合用药治疗癫痫大鼠的实验研究．临床医学工程，2014，21（4）：428-430.

［2］赵爽，张胜昌，王淑秋．灵芝孢子粉对戊四氮慢性点燃大鼠学习记忆及胆碱乙酰转移酶、乙酰胆碱酯酶活性的影响．中国老年学杂志，2013，33（1）：354-356.

［3］Hong Zhao, Qingyuan Zhang, Ling Zhao, et al. Spore powder of ganoderma lucidum improves cancer-related fatigue in breast cancer patients undergoing endocrine therapy：a pilot clinical trial. Evidence-Based Complementary and Alternative Medicine，2012，2012（1）：809614.

（原载：《健康灵芝》2016 年，69 期 2 ～ 7 页）

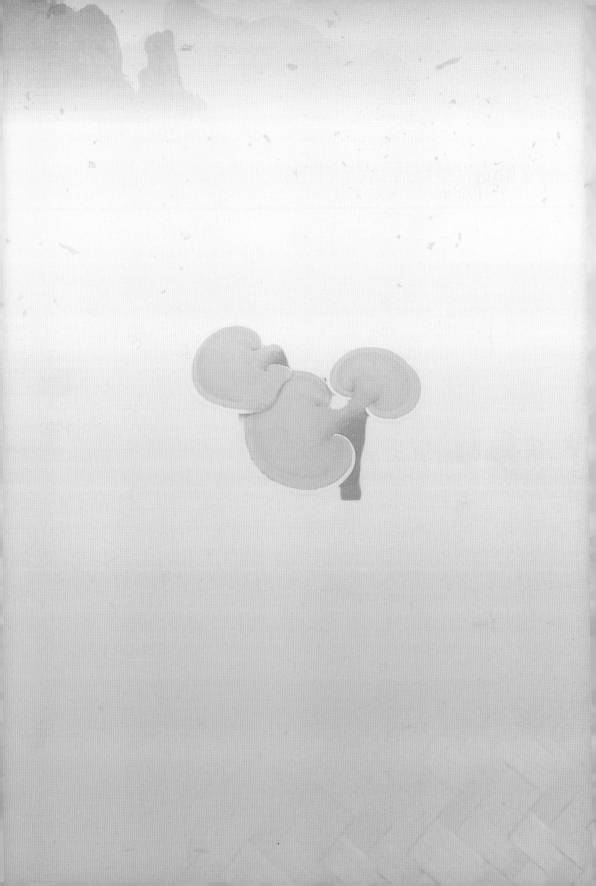

27

现代研究解读神农本草经关于灵芝『无毒』的论述

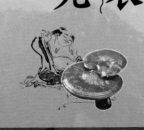

　　《神农本草经》是最早记载灵芝的中医药学著作，该书写于公元前 1 世纪，其作者并非神农氏，究竟为谁所著已无法考证。此书收载 365 种药品，并将所载药品按功效和毒性分为上、中、下三品，上药"主养命以应天，无毒，多服、久服不伤人"，均为有效、无毒的药物（图 27-1）。

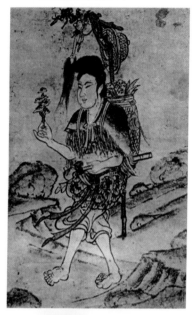

图 27-1　神农采芝图

　　《神农本草经》根据中医阴阳五行学说，按"五色入五脏"的理论，将灵芝分为赤芝（丹芝）、黑芝（玄芝）、青芝（龙芝）、白芝（玉芝）、黄芝（金芝）五类，另附紫芝（木芝），故称六芝。六芝皆属上药，该书详细描述了此六类灵芝的药性、气味和主治，指出：

　　★赤芝"苦，平，无毒"，主治"胸中结"，"益心气，补中，增智慧，不忘"；

　　★黑芝"咸，平，无毒"，主治"癃"，"利水道，益肾气，通九窍，聪察"；

　　★青芝"酸，平，无毒"，可"明目，补肝气，安精魂，仁恕"；

　　★白芝"辛，平，无毒"，主治"咳逆上气"，"益肺气，通利口鼻，强志意，勇捍，安魄"；

　　★黄芝"甘，平，无毒"，主治"心腹五邪"，"益脾气，安神，忠信和乐"；

　　★紫芝"甘，温（平），无毒"，主治"耳聋"，"利关节，保神，益精气，坚筋骨，好颜色"。

书中并指出六芝均可"久食轻身不老，延年神仙"。

《神农本草经》对灵芝的论述指出，古人在防病治病的实践中总结出灵芝的功效、药性，并强调其没有毒性，可以长期服用。

毒理学研究证明《神农本草经》关于灵芝"无毒"的论述

20 世纪 70 年代，我们在研究灵芝（*Ganoderma lucidum*）子实体提取物、灵芝多糖、深层培养菌丝体和发酵液时，按常规程序，先测定其对小鼠的急性毒性（半数致死量，LD_{50}）。几经实验，均未找到给小鼠灌胃的致死剂量，也不可能再加大灌药量了，因为小鼠的胃容量有限，再加大灌药量就会把小鼠的胃给撑破，结果是撑死而不是毒死，因此测不出 LD_{50}。

我们的实验结果被以后许多研究证实，例如：给小鼠灌胃从灵芝子实体中提取的灵芝流浸膏 112.5g（以生药量计）/kg，或灌胃灵芝提取物 20g/kg，均无一例小鼠死亡；给小鼠灌胃灵芝孢子粉 10g/kg，未见死亡；每日给小鼠灌胃灵芝总多糖 40g/kg 共 14 天，未见小鼠死亡；每日给小鼠灌胃灵芝总三萜 5g/kg 共 14 天，未见任何毒性症状及行为异常，也无死亡。

在长期毒性实验中，也未发现灵芝有明显毒性。给大鼠每日灌胃灵芝流浸膏 10g/kg、20g/kg、40g/kg 共 3 个月，停药后继续观察 3 周，测定大鼠体重、血流动力学、血生化、脏器系数及病理组织学变化。结果发现，灵芝流浸膏的 3 个剂量组与对照组比较，均未见明显毒性。

给大鼠连续灌胃灵芝冲剂 1.5g/kg、3.0g/kg、6.0g/kg 共 26 周，结果显示灵芝冲剂各剂量组大鼠发育正常，大鼠体重、尿液、血常规、血生化学、脏器系数等检测结果未见异常变化，主要脏器病理组织学检查也未见毒性病变。

每日给予大鼠灌胃 1.12g/kg、2.25g/kg、4.5g/kg 的灵芝孢子粉共 30 日，灌胃灵芝孢子粉的各组大鼠外观、体重增长、进食量与对照组比较，均无区别。3 个剂量组大鼠的血红蛋白（血色素）含量、红细胞与白细胞计数，以及白细胞分类、血清谷丙转氨酶（ALT）、谷草转氨酶（AST）、尿素氮、肌酐、胆固醇、三酰甘油、血糖、总蛋白、白蛋白等测定值，也均在正常范围内；肝、肾、胃、肠、脾、睾丸、卵巢也未见病理组织学改变。

每日给大鼠灌胃破壁灵芝孢子粉 1.35g/kg、2.7g/kg、5.4g/kg，连续给药 26 周，给药期间各组动物活动自如，外观、摄食和粪便等均未见异常，体重增加，血生化指标正常，且与对照组比较均无显著差异；心、肝、脾、肺、肾、肾上腺、脑、胸腺、睾丸 / 卵巢的脏器系数与对照组比较，也无显著性差异；动物主要脏器的病理组织学检查，也未见明显病理变化。

上述毒性实验结果显示，灵芝毒性极低，按急、慢性毒性的剂量分级标准，灵芝属于实际"无毒级"物质。此外，遗传毒性试验结果还指出，灵芝无致突变和致畸作用；反之，还有抗突变作用。

临床研究证明灵芝极少不良反应

灵芝制剂对多种疾病，例如：慢性支气管炎和反复呼吸道感染、高脂血症、高血压病、糖尿病、神经衰弱、更年期综合征、肝炎、白细胞减少症和辅助治疗肿瘤等，均有较好疗效。此外，还可用于中老年和亚健康族群的保健。

根据笔者的不完全统计，符合上述病种的 50 余篇临床研究论文报告近

5000 例使用灵芝制剂的患者中，仅有极少数患者可见肠胃道不适、腹胀、腹泻、便秘、口干、舌苦、喉咙干燥、口唇起泡等副作用，且这些症状在持续用药过程中会自行消失。临床血尿常规检查、血生化检验等也表明，灵芝对心、肝、肾等重要脏器无不良影响。

与毒理学研究中的剂量相比，临床研究中所用灵芝制剂的剂量甚小，有的仅为毒理研究之最大无毒剂量的百分之一左右，说明灵芝制剂的用药安全范围极大。极少数患者食用后出现不良反应，可能与灵芝制剂、患者体质和用药方法的差异有关。

综上所述，现代毒理学和临床研究结果均证明，《神农本草经》有关灵芝"无毒"及"多服、久服不伤人"的论述是非常科学，且经得起时间的考验。这使我不禁想起民间传说的"神农氏尝百草，一日遇七十毒"的说法，我为他庆幸，灵芝"无毒"。

（原载:《健康灵芝》2015 年，第 66 期 6～8 页）